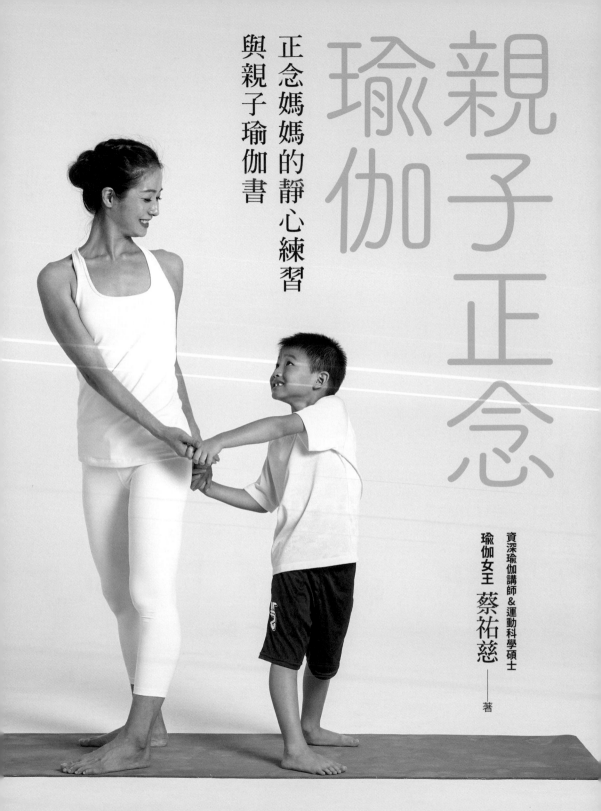

親子正念瑜伽

正念媽媽的靜心練習
與親子瑜伽書

資深瑜伽講師&運動科學碩士
瑜伽女王 蔡祐慈——著

晨星出版

# 教育經驗與運動心得的精采成果，推薦給您！

　　《親子正念瑜伽》集結各種能量療癒與正念技巧，充分體現了蔡老師長年以來在運動科學領域與教育經驗的成果。

　　在這瞬息萬變的世代中，各種症狀的特殊生愈來愈多，青少年問題層出不窮，邀請讀者一同關注兒童及青少年的身心健康。

國立臺北教育大學理學院院長

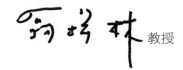 教授

# 看見瑜伽女王的蛻變

在大學任職近三十年，瑜伽女王——蔡祐慈老師是最令我印象深刻的學生之一，原因是遇有不平，她總正義凜然、挺身而出，例如某教授慣以負面形式來酸學生，唯獨她敢當面抗辯、據理力爭。這種情況從大學部一直延續到碩士班長達6年，叫我們這些老師何能忘懷。

近期由於本校體育課程需要瑜伽老師支援，才有機會聘請瑜伽女王返校任教。「女王」封號取得真好，多年不見依然展現極高的自信與風采，但卻不似過去唯我獨尊、非勝不可的氣勢，原來「正念修行」已在她身上潛移默化產生改變。

有幸拜讀本書，得知瑜伽女王當了媽媽，終能體會教養孩童的心情；尤在接觸卡巴金博士的「正念」（Mindfulness）之後如獲至寶，實際運用到日常生活，甚且戲劇性改變了原本性格剛烈的兒子，成為人人稱讚的小天使，同時還幫助許多學生家長，改善了孩子注意力不足過動症及學習障礙等問題。

蔡老師結合二十多年修練瑜伽和在小學職場的觀察，致力於將「正念修行」的經驗與心得塑造成「有趣的遊戲」、「日常的習慣」等，期能擴大分享、造福更多人群，因此才有本書的付梓。

長年修習運動心理學，對於女王書中所言極為認同：原來人之所以會有情緒，只跟自己如何看待事件有關。「正念」亦是當今火紅的正向心理學理論之一，若能善用本書內容，相信對讀者未來在子女教養或待人處事上一定大有助益。

國立臺北教育大學 體育學系系主任

陳益祥

# 正念靜心技巧落實班級，培養專注又快樂的好孩子！

## ——正念靜心融入班級經營的實例分享

　　EQ大師丹尼爾・高曼（Daniel Goleman）曾説過：「這一代的孩子，在有史以來充滿最多讓人分心事物的環境中長大，注意力愈來愈薄弱。」在這樣一個資訊爆炸的時代，愈來愈多的孩子出現「專注力」問題，不只在學習層面，也連帶影響了自我情緒覺察、人際互動能力。

　　多年學校輔導經驗，接觸到了各種有困擾的孩子，很多時候明明孩子自己也很努力想融入、適應環境，但不管老師、家長用盡了各種方法，孩子始終在同樣的困境泥沼中來來去去不見起色。隨著經驗的累積，漸漸的發現這樣的孩子都有同樣的關鍵問題：「專注力」與「自我覺察力」不足。

　　從小我們被教導了各種知識技能，然而在「自我覺察」、「情緒調適」、「專注」這些更重要的調適身心技巧上卻知之甚少，往往都是在各自的生命歷程中跌跌撞撞，慢慢修正累積出來的。如果我們能在孩子剛開始認識探索這個世界，發展自我時，就將這些重要的心理習慣和技能教給他們，那麼未來的人生道路，必定能少走許多崎嶇道路，能更輕鬆的掌握幸福之鑰！

在一次因緣際會中，與祐慈老師談起相關想法，與她的理念不謀而合，開始在班級中實施了一系列的正念靜心融入教學，從日常生活中，引導孩子們學習辨識觀照情緒，覺察呼吸，帶著正念有意識的感知周遭美好的事物，練習快樂與感恩的技巧，學習妥善處理調適負面情緒等……，一段時間的實施下來，發現了孩子們轉變是顯著而驚人的。遇到衝突爭執時，能以成熟的模式妥善溝通，情緒更為平穩靜定，專注力與學習效率大幅提升。孩子們不但變「快樂」，也變得更「聰明有智慧」了，更重要的是，他們能懂得欣賞自己、喜歡自己，帶著對自我的悅納與信心，堅實的踏上幸福人生的旅途。

　　教養孩子，從「心」做起，善用書中的正念靜心技巧，我們將逐步的培養孩子快樂、成功、情緒素養等重要生命技能，而這份安適身心的能力，會是我們給孩子一輩子最棒的禮物！

資深教育工作者，曾任班級導師及個案心理輔導老師

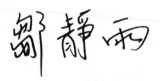

# 「正念靜心」讓孩子脫胎換骨

## ——家長運用實例分享（一）

### 神奇的正念靜心技巧，讓孩子過動和攻擊行為消失了！

#### ——凱凱媽媽的分享

　　凱凱從大班開始，就經常被老師告知在校狀況不斷，對同學動手動腳，有時甚至因為不開心而毆打同學，即使老師加重處罰也毫不在乎！身為母親的我，每當老師聯絡我時，第一個反應都是「又闖什麼禍了？！」心情擔心又害怕，面對同學家長也總覺得被用異樣眼光看待，抬不起頭！不斷自責的認為自己不會教小孩才導致這樣的情況。老師覺得孩子在校狀況頻繁且嚴重，因此與心理師一同約談家長，建議去醫院做評估是否為過動兒，而醫生也判定為過動兒，需要用藥治療。

　　有次被凱凱弄傷的同學家長辱罵並說要提告，那位媽媽對著我說：「如果你不會教，可以去請你們老師教你啊！」我只能強忍眼淚，對凱凱既失望又生氣，對他的態度及口氣也是愈加不耐煩，親子關係非常緊張，每天劍拔弩張。長期下來，孩子面對我時緊閉不語，不願跟我溝通，自信心低落，常常會說出想離開這世界的話。我聽了既傷心又難過，卻不知應該怎麼做。我心裡想，若是升上中年級之後的導師也認為要用藥，就讓他用藥吧！

　　三年級有幸遇到蔡老師，在家長日當天跟我們宣導四個觀念：（1）運動能改變大腦、（2）正念靜心、（3）感恩、（4）糖對孩子的影響。「動的夠，才靜得下」，運動對孩子來說是非常重要的。其中，靜心對我來說是新奇的觀念，靜心可以快速讓孩子大腦和心情穩定下來；每晚和孩子互相感恩可以幫助家長看見孩子的優點，也讓孩子學會感恩身邊的人事物；至於糖對孩子的影響

甚劇，不但對成長有影響，也會造成容易衝動及不專心，因此在糖份攝取上一定要特別注意，且盡量給原型食物！

　　蔡老師請我放心，她認為孩子的確較衝動，但本性善良，希望引起注意，卻用不對的方式，建議我帶著凱凱天天練習靜心和感恩，並借了幾本關於同理心的繪本給我，讓我多陪伴凱凱閱讀，幫助他認識同理心。對於較容易衝動的孩子，盡量避免刀槍劍等玩具，在使用手機的時間及內容，更須多加管理與注意。

　　蔡老師建議家長，持續做靜心及感恩一定會看見改變！一開始，孩子很不習慣，常常說很無聊。但是我們仍堅持下去，並且在睡前播放靜心音樂。以往很難入睡的孩子變得很快就能安穩入睡，真的很神奇！過去，孩子寫作業時，常常很浮躁，要寫很久，現在我只要在寫作業前，播放正念靜心引導語陪凱凱靜心五分鐘，凱凱就能將作業寫得又快又好！

　　蔡老師也發現凱凱在繪畫上的天賦，而且字體端正、自我要求極高，因此總是大大讚美凱凱，常常將他的畫作及作業展示給班上同學欣賞！老師也常傳來凱凱在校的優良表現，提醒我要多讚美他，我也從總是抱怨孩子變成讚美孩子。

　　不到半年時間，孩子漸漸有了改變，懂得自我認同及自我肯定，不再動手動腳捉弄別人，或者用調皮的方式吸引別人注意。不僅衝動行為不見了，還能鼓勵同學，懂得同理。而同學看待凱凱的眼光也變得友善，願意跟他做朋友。從前他覺得寫作業是件苦差事，每天寫作業都要經過一番奮戰，現在凱凱寫作業變得積極主動，不再需要父母費心叮嚀！現在的他，每天開心又充滿自信！

　　記得有次和幾位班上同學家長相約討論園遊會內容，幾位媽媽說到凱凱時，竟是讚美凱凱的繪畫天分，讓我與有榮焉。以往是擔心聽到其他家長的告狀，現在卻能為孩子感到驕傲，身為母親的我也變得自信許多！現在，我知道

一切都有可能，孩子可塑性很高，只是以前我不知道方法，走了很多冤枉路。

　　蔡老師告訴我，每個孩子都有他的亮點，要靜下心來觀察，找到孩子的亮點來照亮弱點。孩子本來就是各有所長，都是閃亮的星，只要看見孩子的好就要大大的讚美，孩子的改變絕對指日可待！短短半年時間，我和孩子的改變如此之大，都要歸功於蔡老師翻轉了我的觀念！如今孩子和父母的關係愈來愈甜蜜，也願意每天和媽媽分享今天的心情，我常常和朋友說，蔡老師真的是我和孩子的貴人！

# ──家長運用實例分享（二）

## 每天五分鐘的靜心陪伴，讓學習不再是障礙

### ──小彤媽媽的分享

　　回憶起小彤一年級時，課業是我和女兒每天的惡夢，對話的內容常是「1＋1＝2，為什麼你寫3呢？！」、「為什麼知道是6，你寫9呢！？」、「你為什麼這樣也不會？！那樣也不會？！」各種令我不能理解的狀況層出不窮，我不禁開始懷疑小彤是不是智力上有狀況。為此，親子每天忙得焦頭爛額，我想盡辦法幫她提升課業成績，但卻看不到成效，經常感覺既心疼又灰心，兩人總是一把鼻涕、一把眼淚。進入小學不到一年，原本開朗、貼心、獨立、活潑開朗的小彤，臉上失去了笑容。更令人擔憂的是，她慢慢的開始不喜歡上學了，但懂事的她知道不能不上學，而做媽媽的我，將一切都看在眼裡、放在心底，心中的酸楚難以言語形容。

　　小彤升上二年級，我更加焦慮、爆走，說是核爆也不為過。我常對著她怒吼「為什麼這樣的錯誤一再的犯！？」，記得有次完成作業，準備就寢，我心

疼的問孩子：「妳知道我為什麼生氣嗎？」她點點頭哭著說：「為了我好。」就這樣，我們又抱在一起哭了。在這樣三天兩頭爆走的焦慮情緒下，我的身體健康也開始出了些問題，孩子的父親也看不下去了，試著叫我放鬆，換他來陪伴孩子。但是，放不下心的我總是這樣情緒糾結著。

直到升三年級時遇見了蔡老師，蔡老師引導我，用正念、感恩、靜心、閱讀的方式，和小彤一起親子共學、共好。一開始，我單純覺得已無計可施，只能死馬當活馬醫。於是，每天陪著孩子寫作業之前，先一起靜心五分鐘，並且感恩自己，也感恩彼此。記得有一次，孩子問我：「媽媽，怎麼感恩自己？」我問：「你每天進學校學習知識，是為我去的嗎？」她回答說：「是為自己啊！」我說：「那就對了，所以你要感恩自己認真用心的上學，才能學到知識啊！還有你每天練球，技能愈來愈好，是不是也要感恩自己勤奮不懈的態度？」她回答：「哦～」當下，我很欣慰也感動，因為她能自我察覺、發現問題、提出問題、解決問題了。

就這樣，一天、二天……三個月過去了，這樣的共學陪伴沒有白費，我們開始看見了不一樣的彼此。她的自信回來了、自覺更多了、責任感出現了，每天自動自發寫作業，考前也主動複習功課，不但作業的品質愈來愈好，就連考試的成績也漸入佳境，我看到小彤再次愛上學習，心中萬分欣喜。

而作為母親的我，也和小彤一起成長，在陪孩子一起靜心，互相感恩的同時，不但情緒更加平穩，更學會如何感恩孩子、讚美孩子，親此感情不斷升溫。現在的小彤，每天都帶著燦爛的笑容上學，最近一次考試的成績也奇蹟似的平均達到九十分以上，這讓我相信，只要用對方法，沒有解決不了的問題。

回顧過去二年的焦慮不安，我感恩自己起身實踐了，感恩孩子願意一起學習。在孩子身上，我看見了純真的美好。更感恩蔡老師的正念引導，我們會持續共學、共好，讓這份正能量循環下去。

# 「正念靜心」讓我成為全新的自己

## ──孩子們的正念靜心分享

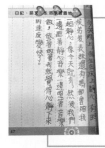

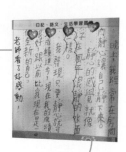

晚上，我經常在房間內靜心，讓自己靜下來。

靜心的感覺就像浮在風平浪靜的水面上一樣。

我發現只要靜心就可以成績進步了，現在我的成績很好，跟以前比，我現在是一個全新的自己。

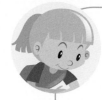

今天晚上，我坐在床上靜心，有時候弟弟、表妹還有媽媽都會陪我一起靜心，像今天就有，然後我們一邊聽著靜心音樂，一邊照著音樂做，做著做著，我就覺得心靜下來的速度變快了。

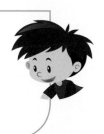

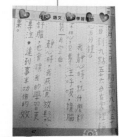

四月二十三日星期五的九點五十分到九點五十六分，我在家裡靜心五分鐘。

我靜心時，就什麼都不想，只專注呼吸，讓腦袋一片空白。

靜心時，我感覺放鬆、舒服，也會讓我的學習更專注，達到事半功倍的效果。

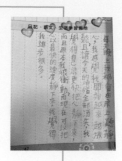

每天晚上我都會在床上聽靜心，我感覺我開始越來越放鬆，且讓今天的煩惱全部消失，我覺得自己能更快把心靜下來，而且原本我很衝動，現在可以把心以最快的速度靜下來，我覺得我進步很多。

每天回家，我會在睡覺前靜心，我有時會不小心睡著！靜心時，我感覺我在散發光芒，回想要感謝的人。

自從開始靜心後，我感覺成績進步了很多，讓我很開心。

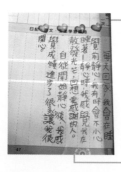

上星期日，當我在複習期中考的時候，我花了一整個上午在複習國語，因為我有太多生字不熟了。當我複習得頭昏腦脹的時候，媽媽給我了一張數學考卷，我花了很多時間卻一題也算不出來，媽媽叫我乾脆去靜心。

我聽著引導語，照著老師說得吸氣吐氣，由內而外的感恩，感覺非常的平靜，還差一點睡著。靜心完以後，我本來無精打采，心浮氣躁的感覺就消失了，我變得很有精神，數學很快就寫完了。

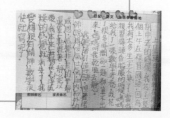

# 好情緒、好體態、好幸福！

我是一名老師，曾經擔任小學的導師及體育老師，我同時也是一位瑜伽修行者。「九型人格」中，我是典型的第一型「完美主義者」，從小習慣分秒必爭，要求自己不斷努力上進，意志力堅強卻也脾氣火爆，母親時時提醒我：「不要當一朵有刺的玫瑰。」我帶著起伏不定的情緒，並在自我要求所帶來的壓力下，度過了三十年。過去的我，從不知道何謂「活在當下」，總是檢討過去，惕勵未來。在修練瑜伽二十個年頭中，雖然不斷修正自己的壞脾氣，但仍然容易被情緒左右言行，也總是追求著一個又一個的目標，鮮少專注於眼前的美好。

現在，我是兩個孩子的媽媽，兩個寶貝兒子的脾氣簡直就是我的翻版，而且是最原始的版本，這簡直是現世報。紫微斗數的老師在幫我們家大寶排命盤取名時，其中有四個字著實令我心驚：「性情剛爆。」這是什麼意思？ 怎麼辦？ 師傅只是悠悠的說：「你可以教育他呀！」

嬰兒時期的大寶，可以為了不想坐汽車座椅堅持嘶吼半小時，直到抵達目的地；兩歲開始主張自己的意見，生起氣來躺在地上聲嘶力竭的大哭大鬧；中班時，每每玩遊戲輸了，就生氣不服輸，還曾經當場翻桌；大班時，就連忘了帶心愛的玩具，也可以鑽牛角尖，難過的哭哭啼啼好久。

小寶雖然是個快樂小天使，總是笑咪咪的帶給全家歡樂，但從三歲起，開始發展自己的主見，好強的個性也愈發明顯，凡事想要自己來，做不好就急躁生氣，生起氣來更是氣燄高昂，這鮮明的性格在他穿衣服的過程中表露無遺。小寶每次穿有鈕扣的衣服，一定堅持要扣到最上面一個，小肌肉不發達的他要花較多時間。有時候，我因為趕時間想出手幫忙，卻

屢屢被拒絕，弄了老半天如果還是扣不好，小寶就生氣哭鬧。大寶、小寶的這些行為，儼然就是來考驗我這沒耐心又壞脾氣的媽媽。在許多情況下，我的底線被逾越時，也不免上演情緒暴走的戲碼。可想而知，母子對峙的場面有多麼混亂。

## 遇見正念，轉變我的教養態度

因緣際會下，我接觸了卡巴金博士（Jon Kabat-Zinn）所推行的「正念減壓法」（Mindfulness-Based Stress Reduction），以及哈佛醫師許瑞云的「能量心療法」，雖然是兩個不同的理論系統，卻異曲同工的幫助我大幅提升「思緒的覺察力」及「情緒的掌控力」。以前生起氣來，總認為是別人惹我生氣，覺得別人應該道歉，現在，我終於知道，情緒從來就與他人無關，也與事件無關，只跟自己如何看待事件有關。以前情緒一上來，總是鑽牛角尖的站在自己的角度看事情，所以愈看愈不順心，愈想愈氣。現在，我理解到，要學習跳脫情緒來看事情，才能洞察事情的全貌，並且同理他人的立場。

這樣的認知扭轉我的人生，我看待事情的方式已截然不同，使我更快樂、也更正向，放下了許多卡在心中已久、讓自己不滿足，或不開心的大石，家庭更和諧、工作更順心。原來，生活周遭處處皆喜悅，只是從前的我沒有能力察覺。而這樣的轉變竟然只在一念之間。更重要的是，當我把「正念」的技巧，運用在孩子的情緒及品格教養上時，大寶、小寶也出現了令人驚喜的改變。

小一的大寶，「性情剛爆」的表現已鮮少發生，雖然面對難關時，仍不時有較大的情緒起伏，但表達的方式柔和許多，展現出樂觀有禮的人格特質。四歲的小寶，從前遇到困難時，常用尖叫哭鬧的方式來宣洩情緒，

但現在似懂非懂的他，已能夠努力練習用更好的方式來表達需求。而當我遇到孩子情緒不穩定時，更能冷靜的思考如何應對，避免讓自己被孩子的情緒牽動而發怒。

除了情緒管理上的進步，正念教養的技巧，使得兄弟倆總是心懷感恩，懂得察覺並體恤父母的付出與辛勞，常常跟爸爸、媽媽說很多感恩及表達愛意的話語，也會主動幫忙分擔家務，展現他們的體貼，讓爸爸、媽媽時常覺得很窩心，兄弟倆也因時常彼此感恩，而相處得十分融洽，很少有爭寵、吵架的情況發生。這些充滿愛及感恩的習慣性思考模式，使得兩兄弟每天都笑臉迎人，對生命充滿熱情與活力，學習上總是興致高昂，樂於面對各種挑戰，他們真的是我見過最快樂的人了！這些正向的收穫，其實只要在生活中，不著痕跡的注入一些小技巧，帶領他們做些小活動就可以！

## 轉換概念，把修行變遊戲

「為人父母」就是個正念修行的過程，隨著孩子不同階段的成長，我們必須不斷學習，如何「接納、同理、洞察」，進而引導、教養他們，我們也於此同時蛻變成為更好的自己。「正念」就像是一帖家庭良藥，當你決定開始學習正念，很快就可以感受到內在的安適與自在，而這股「正能量」，也會開始在親子和家庭關係中發酵。當我們把握住自己的正能量，學習安然自處的掌握舒適的節奏，才能帶給孩子穩定的力量，教養的過程也才能更和諧愉快，獲得良好的效果。然而，學習「正念」跟學習所有其他事物一樣，需要不斷練習及提醒。否則，我們還是會再度陷入繁雜瑣碎的生活情境，打亂了內在的平衡和穩定。藉由此書，邀請有緣的親子一起加入這趟屬於家庭的「正念修行」之路。

「正念」要怎麼練習呢？「 修行」聽起來似乎很艱澀？為人母後，我將二十年修練瑜伽的經驗，和在小學教學現場的觀察，致力於將「正念修行」塑造成為「有趣的遊戲」、「日常的習慣」。如此，我的兩個小寶貝才會不知不覺的跟著我一起「 修行」。這是一本結合「瑜伽」和「正念」的親子教養書，其中包含簡單易學的親子瑜伽運動，及許多精心設計的靜心遊戲。沒有場地及時間限制，只要一有空閒，五分鐘就能力行。

瑜伽，是修習正念的理想途徑。當我們專注在每一個體位法及呼吸的同時，也正學習「覺知」，並「掌握」自己的身體、呼吸、思緒和情緒，藉此真正得到身心的平衡與放鬆。除此之外，透過親子瑜伽遊戲來「改善體態」，也是本書另一個重要的目標。

簡單來說，「理想體態」就是讓脊椎保持在理想的排列上。脊椎連接著不計其數的脊神經，延伸至人體的五臟六腑。因此，脊椎的排列，關係著身體各個部位的健康狀態。我們常說的駝背，並不僅是外觀上的問題，牽涉的是各個層面的健康隱憂。我在瑜伽專業領域上，幫助無數的有緣人改善體態、遠離多年的疼痛。同時，我也觀察到，現代的孩子因為課業繁重，缺乏在田園奔跑探索的機會，運動的時間屈指可數。眼看許多孩子從小就和大人一樣，陷入「坐式生活型態」的惡性循環中，小小年紀就開始步態沉重，無法展現孩子應有的蓬勃朝氣。我們真的不希望孩子為了課業，犧牲了健康活力和對生活的熱情。正因為我深知體態和運動對人的健康至關重要，我不但自己天天運動，也堅持讓孩子養成每日運動的習慣。當你翻開此書，你將牽著孩子的手，一起迎向更健康、快樂的生活體驗！

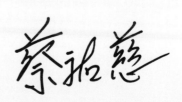

# 目錄 Contents

## PART

# 1. 帶著正念做父母

**PART**

# 2. 親子正念瑜伽

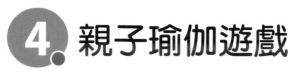

PART

# 4. 親子瑜伽遊戲

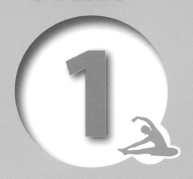

# PART

## 1

# 帶著正念
# 做父母

認識正念，
學習「不帶評價覺察」，
找回家庭的幸福感！

## 第 一 章

# 什麼是正念？

## 緣起

　　凡事講求效率、分秒必爭、追求完美的我，個性急躁又脾氣大，生起氣來一發不可收拾，怒火總是難以平息。受到我的壞脾氣波及最多也最深的，當然是我最親密的家人，特別是和我朝夕相處近二十載的外子。還記得以前吵起架來，我總認為是對方的問題，一定要理論到底，而外子的個性正好跟我完全互補，樂天的他，常常爭論到一半，就發出打呼的聲音。這時我就更生氣了，把他挖起來繼續吵，有幾次吵到天都快亮了，我的氣還是不能消！ 回想起來，這種沒有爭到贏、決不罷休的個性確實折磨人，好多時間和精力都被壞情緒給綁架了！ 好幾次，兩人前一刻還濃情蜜意，下一秒一言不合就吵得不可開交，美好的一天就這樣毀了。我總是對外子說：「我也不想這樣啊！可是，誰叫你要惹我生氣！我就是沒辦法控制自己的情緒啊！你看，美好的一天都被你毀了，你為什麼要惹我生氣！」外子只會回答：「是你自己要生氣的！關我什麼事？」

　　其實，我經常為此感到懊惱和無奈。如果可以不吵架，我們可以心情愉快的共度甜蜜時光。但是，為什麼對方總是讓我生氣呢？我的脾氣雖然

在修習瑜伽之後逐漸改善，但個性使然，只能儘量減少發脾氣的頻率，一旦發起脾氣仍是一發不可收拾，真正讓我脫胎換骨的，是在接觸「正念靜心」之後。

**我終於認清，原來人會發脾氣，跟別人從來就無關，跟事件本身也無關。自始至終，人之所以會有情緒，只跟自己如何看待事件有關。**

在我理解這個道理的一瞬間，我開始以全新的視野看待身邊所有的人、事、物。一點也不誇張，就在那一瞬間，我感覺到豁然開朗。當我不再凡事以自己的角度看事情，我發現自己愈來愈不容易為了一些小事去評價別人，進而影響自己的情緒。神奇的是，當我做出改變，不再凡事挑剔，拔掉自己身上的刺之後，身邊的人對待我的方式，也很快的起了變化。原本看不順眼、不順心的，頓時變得像天使一樣可愛。如今，讓我最開心的，是我重拾和外子戀愛般的感覺，這讓我每日生活元氣大大提升。幸福的家庭就像是強大的後盾，支持著我面對一切挑戰。想當初，兩個人有了孩子後，為了家事分工、家庭開銷、孩子的教養、數不清的生活瑣事，開始大大小小的鬥嘴或爭吵，早已忘了相愛的感覺，兩個人眼中都只有對孩子的關愛，停留在彼此身上的眼光已寥寥無幾。能夠再度愛上另一半，真的是我始料未及。而這一切改變，竟然只是一念之間。

我為了當一位好母親，不想在孩子面前上演情緒失控的戲碼而接觸「正念」（Mindfulness），讓我如獲至寶，心中滿是感恩。同時，我心中也燃起強烈的熱情，想把這股愛的能量散播出去。我發現，有關正念的書籍總是厚厚一本，看似學問很深，能夠真正看懂實在不容易。如何讓深奧的概念變得淺顯易懂，就成了我努力的目標。我喜歡用看電視劇的例子來

解釋，讓學生對於正念有初步的認識。

　　試著想像一個情境：你跟另一半最近一次激烈爭吵，是為了什麼事呢？回想這次的爭吵，你努力想表達自己的想法，說服對方接納你的想法，並可能開始指責對方的想法是錯的。當對方不能採納你的意見，情緒一上來，你就用更強硬的態度，進一步強調自己的訴求。很遺憾的，對方的做法跟你如出一轍，也愈來愈大聲的反駁你的看法，捍衛自己的立場。雙方必然吵得不可開交，誰也不退讓。

　　想像另一個情境：你正在看一部電視劇，男主角和女主角正吵得不可開交。男主角在外工作一整天，遇到一些挫折，身心疲累的回到家中；女主角在家中帶孩子，才處理完孩子的一陣哭鬧，自己的情緒也因此而浮躁不安。在劇情鋪陳之下，你了解男主角和女主角的家庭背景及個性，因此當你看到兩個人吵起來的時候，能不帶情緒的看著劇情的發展，同時理解男主角和女主角各自的難為之處。

　　前面兩個狀況最大的差別是什麼呢？ 沒錯！在第一個情境中，你就是女主角或男主角，而在第二個情境，你跳脫出來成為觀眾。「正念」有一個重點，就是希望我們能夠察覺到自己的情緒，跳脫到情緒之外看待事件，也就是說「你是你，情緒是情緒」。當你不帶情緒，試著帶著正念看事情，便能洞察事情的全貌。如此一來，當你看到他人的行為或談話的內容，沒有依照自己的預期發展時，便不會直接以自己的角度評斷，並帶有情緒的立即做出反應。相反的，你會像看戲一樣，去思考並理解他人言行背後的原因。每一個人的言行背後，都受到無數的因素影響，包括家庭背景、父母的教養方式、價值觀、情緒等等。同樣一件事情，發生在不同人

身上，可能會有千萬種不同的反應方式，我們怎能希冀他人的行為，照著自己預期或喜歡的方式進行呢？

**「練習把自己當作看戲的」，不要把自己和情緒攪和在一起。試著跳脫出來，放寬視野，迎向正念的康莊大道！**

## 正念的涵義

乍聽「正念」，我們會猜想與正向思考有關，但其實這裡的「正」指的是「正在」的意思，也就是「此時此刻」或「當下」的意思。從字面上來看，正念就是「此時此刻的念頭」，也就是把我們的注意力帶回當下，帶著覺知過生活。卡巴金博士對正念最簡潔的定義就是：「時時刻刻不帶評價的覺察。」培養正念，必須刻意去練習專注當下的能力，而且要不斷自我提醒。

正念之所以被廣為流傳與應用，緣起於卡巴金博士在麻州大學醫學中心所實施的八週正念減壓課程。自一九七九年起，至今超過四十個年頭，幫助過無數各種疾病纏身的病患度過難關、重拾希望，目前廣泛運用在世界各地醫療體系中。課程中透過靜坐、身體掃描、瑜伽、靜觀等方法，引導學員學習關照自己的心。

在課程剛開始，卡巴金博士便喚起大家把注意力放在好的事物上，他說：「只要還有一口氣在，不論你病得多重或多麼絕望，你身上好的地方總是遠比壞的地方多。」可不是嗎？

但是另一方面，認知心理學專家洪蘭教授曾在她的書中提到，大腦是演化來的，為了避開危險，人類總是本能的把注意力，放在對自己不利的事物上。仔細想想的確如此，我們腦袋裡總是不由自主的東想西想，而且腦中盤旋的，常是一些擔憂的事，內心許多小劇場不停上演。學生時期，擔心考試和朋友；出了社會，擔心工作和薪水；談戀愛時，擔心另一半不夠愛自己；結了婚，擔心家庭和經濟；為人父母以後，為了孩子更是有操不完的心。如果我們無法學會掌握自己的念頭，學習專注在眼前的事或值得開心的事，就只能認由念頭擺布，恣意的胡思亂想，靠著自動導航模式思考和生活，任憑焦慮和壓力日積月累，把日子過得汲汲營營，卻索然無味。我們若不能有自覺的主動掌握念頭，就只能讓念頭來主導我們。這就是為什麼我們如此需要學習正念。

　　近二十年來，有關正念之於幸福安適的科學研究愈來愈多，也有許多針對一般人，而非病人的正念減壓課程。

　　如果是第一次接觸正念，可能會感覺有點抽象。我剛開始認識正念時，也是霧裡看花，似懂非懂，直到讀了無數本有關正念的書籍，參加過一些課程後，才真正體悟正念的涵義。

　　卡巴金博士在《正念父母心，享受每天的幸福》[1]書中提到，正念是一種禪修訓練，有各種不同的方法，包含了呼吸、靜坐、靜觀、瑜伽等。我們可以把這些方法想成是不同的門，這些門都通往同一個房間。從每一個門來觀看房間，都是一個獨一無二不同的觀點。然而，一旦進入房間，不管從哪個門進來，都是同一個空間。我恍然大悟，原來我從小每天睡前靜坐的習慣，以及我近二十年來的瑜伽修行，都在練習正念。

近幾年，為了扮演母親的角色，我學著將正念融入生活中，時時提醒自己，帶著覺知經歷每個當下，這讓我用新的態度面對生活，看待人生，也因此和家人的關係更和諧、更緊密，工作上更有熱忱，享受更愉快的生活。正念改變我的人生，就如同正念改變許多接觸過正念的人一樣。享受這份喜悅的同時，我的使命感油然而生。我開始在自己的課堂上，以簡單、易懂，生活化的方式傳達正念，並且將一些技巧融入在孩子的教養當中，為自己和家人、朋友、學生，帶來極大的喜悅及內心的富足。

父母是家庭的核心，孩子快不快樂，和父母有絕對的關係。如果我們希望孩子快樂，就得先從自身開始學習，只有自己能真正的活在當下，擁有幸福的能力，才能教出身心健全，對人生充滿熱情的孩子。生活即是修行，教養更是這輩子最重要，也最具難度的修行。

**帶著正念做父母，就是帶著自覺做父母，這可以幫助我們更客觀的接納和洞察自己和孩子，而不困在自己的主觀判斷，或孩子的行為表象中，讓我們更能看清孩子的真實需求，然後做明智的選擇，不受自己和孩子的情緒左右。**

在接下來的章節中，我將分享許多平時運用在自己和孩子身上，練習正念的方法，以實際生活案例來討論正念，讓讀者了解到日常生活中，如何帶領孩子練習，希望提供給現代繁忙的父母一些實際可行的技巧，藉此投入正念的懷抱，活得自在美好。

---

1　麥茲‧卡巴金，喬‧卡巴金（Myla Kabat-Zinn, Jon Kabat-Zinn），《正念父母心，享受每天的幸福》（*Everyday Blessings:the inner work of mindful parenting*），臺北：心靈工坊。

## 第二章

# 一切從覺察開始

## 覺知當下的美好

　　每天早上催促著兩個寶貝刷牙、洗臉、換衣服、吃早餐、穿襪、穿鞋、出門，準時在七點半抵達學校，過程就像在打仗，分秒必爭。這段時間也是我情緒最緊繃的時刻，習慣性的啟動自動導航模式，用最快的速度，進行著每一項慣性動作，嘴裡還一直不知不覺催促著：「快點！快點！」

　　有一天，我牽著兩個寶貝走在上學的路上，一如往常加快腳步，心裡著急怕會遲到，突然聽到牽著我的手的小寶，正開開心心的唱著：「天氣晴朗心情好……。」不知唱了多少遍，小寶稚嫩而美妙的歌聲，把我帶回到「當下」。天氣的確晴朗舒適，微風輕撫臉龐，我覺察到，自己緊繃的心情和急躁的思緒，正駕馭著我的行動。我決定放下這些念頭，專注傾聽孩子天籟般的歌聲，呼吸晨間清新的空氣。頓時，我感覺到，一家人精神抖擻、健康愉悅的展開嶄新的一天，是一件多麼值得快樂的事啊！ 然而，在此之前，我天天都只是倉促而緊張，對周遭事物視而不見、聽而不聞，催促孩子的臉色，想必總是很不耐煩。從這天開始，我便時時提醒自己，

「放慢呼吸，覺知當下」。孩子天天都在長大，很快的，他的小手將不再願意停留在我們的手中，我不想再錯過任何幸福的片刻。

我學習正念的起因，是為了掌握自己的情緒，讓自己能夠維持良好的身心狀態來教育孩子，當一個給孩子好榜樣的好媽媽，同時把正念技巧傳授給孩子，幫助他們擁有快樂的能力，享受美滿幸福的人生。然而，在修行的過程中，我卻時常驚覺，孩子就是我正念修行的最佳良師。有時候，雖然是我刻意用正念技巧帶領著他們，但更多時候，其實是他們教會我覺知當下最簡單的滿足，這其實是正念一個簡單，卻最核心的概念。

孩子邊吸吮著母奶，邊望著母親的臉龐，是我看過全世界最滿足的表情。所以，我決定哺餵母奶到自然結束。這一餵，兩個寶貝總共餵了五年。長大一些之後，兩兄弟最喜歡把玩小車車，沉浸在屬於自己的異想世界中。他們更愛到公園追逐打滾，全力奔馳，盡情歡笑。我常常想：「怎麼會這麼快樂啊？」

孩子們總是這麼「用力的快樂」。大人們隨著心智年齡的增長，物質欲望的提升，逐漸失去了赤子之心，失去享受快樂的能力。對我而言，教育孩子的過程，是一次又一次成長的契機。基於對他們強烈的愛，我願意學習，也願意做出改變，在正念修行的過程中，有孩子相伴，讓我更懂得生活，更懂得快樂。原來快樂是一種與生俱來的能力，只是被我們遺忘了。如何找回這最初的能力，是我最想繼續努力，也最希望分享給讀者的，我想一切必須從「覺察」開始。

## 學習當情緒和思緒的主人

　　《哈佛醫師心能量》[2]的作者許瑞云醫師所提倡的能量醫學，不開藥就能幫助許多病人重拾健康。許醫師不斷強調心念的重要，所有疾病都與心念有關，她讓我們了解到，健康不單只是生理因素的影響，其實一切由心起。身體生病，是因為自己心裡對某段關係，或某些事情過不去、卡住了，因而反應在身體的疾病上。只要心結打開了，病也就好了。這些卡住的心念，全都跟他人無關，只跟自己如何看待事情有關。

　　不開藥就治病？聽起來好像很玄，但許醫師卻使用調整能量場和晤談的方式，治癒了許多病人。許醫師說，能夠把病治好，從來就不是因為她有什麼神奇的力量，而是病人本身願意面對、接納，並放下心裡那個結。許醫師的能量療法和卡巴金博士所談的正念有著異曲同工之妙，藉由不同的角度傳達相同的真理。特別是許醫師的演講和著作，讓我更進一步理解，正念如何實際應用在生活當中，著實令我獲益良多。

　　許醫師曾在演講上分享一個很重要的概念。每天我們早上起床，一睜開眼睛，就開始接受各種「刺激」，包括環境和人的刺激。我們會針對不同刺激，做出不同「反應」。一天當中，有許許多多的「刺激→反應」。通常，我們接收到刺激後，會馬上透過直覺來做出反應。這樣的直覺反應，受到過去成長背景、經驗、父母教養的方式、當下的精神和情緒狀態

---

2　許瑞云，《哈佛醫師心能量：為什麼有些病老是治不好或需要長期依賴藥物呢？身體病症的答案心知道！》，臺北：平安文化。

等種種因素所影響。正因為影響個人直覺反應的因素非常的複雜，所以面對同樣的一件事情，每個人都會有不同的看法和反應。

　　舉個例子，大寶大班時，開始練琴不到半年，就遇上了鋼琴班年度表演大會，他必須上臺獨奏兩首曲子。雖然，我覺得大寶不必急於一時，再練一段時間，明年再參加表演就好，但大寶天生有主見又愛表演，堅持參加演出。可想而知，準備表演曲的過程會有多辛苦。在表演前一兩天的練習，大寶仍然無法精確無誤的彈奏表演曲，而且練起琴來漫不經心。表演在即，大寶仍然沒有拿出積極的態度來練琴。這時，我可急了，眼見各種勸說和鼓勵都無效，我開始情緒高漲，提高分貝，破口大罵。大寶驚覺事態不妙，大哭求饒，再三保證一定會改進。一場衝突之後，大寶皮繃緊緊，開始認真起來，將表演曲練得滾瓜爛熟，得意洋洋的上臺自信演出，獲得滿堂彩，我也總算鬆了一口氣。對於這次因練琴引起的衝突，我們家爸爸卻抱持著不同的看法。就在我大發脾氣後，他淡定的說：「表演是他的事，不好好練，你就讓他上臺出糗看看，讓他嘗嘗自然後果，何必發那麼大的脾氣。」

　　誰的做法對呢？大寶練琴的狀況，對我和外子來說就是一種「刺激」，正因我和外子個性大不相同，成長背景及父母的教養方式也相去甚遠，在面臨同樣的問題時，往往有截然不同的「反應」。「完美型人格」的我，凡事都要有標準、有規矩、有目標，而且要竭盡所能，勇往直前。在九型人格中屬於「和諧型人格」的外子，凡事樂觀、尊重、不苛求、一切平常心、以和為貴。他非常疼愛孩子，從嬰兒時期起，他便扮演孩子們陪伴者、支持者，及照顧者的角色，是兩寶的大玩具。隨著孩子一天天長大，我和外子教養方式的差異就愈發顯著。每當我開始對孩子提高分貝說話，較嚴厲的教訓孩子時，外子就會豎起耳朵，隨時準備緩頰。有幾次，

當我正大發脾氣，外子就急忙的來把孩子帶開。我心想，怎麼可以在我罵人的時候，把人給帶走，太不給我面子了吧！結果，原本是我在教訓孩子，反而變成我和外子激烈爭辯，在孩子面前你一言、我一語，給孩子帶來不良示範。事後，我常常為此後悔不已。

在面臨生活中的眾多刺激時，我們總是習慣性開啟自動導航模式，直接本能的做出反應。許瑞云醫師在演說中提到，我們應該在刺激和反應之間，慢下來「覺察」當下，如此一來必定會有新的「選擇」。好比說，我眼看大寶表演將至，卻還沒有加緊練習，表現不如我意，情急之下的我發怒了。仔細回想，當時我同時忙於其他家事，又趕著要出門，著急的情緒下還夾雜著許多擔憂。我擔心大寶上台演出會出糗，萬一表現不好影響了孩子的自信心，失去練琴的熱情怎麼辦？不知不覺的，我將這些複雜的念頭和內心小劇場，反應在情緒上，生氣的教訓了他一頓。其實，外子主張的自然後果法也不無道理，這些擔心和焦慮，都是我自己的想法。不願接受上臺表現不夠好的人，是完美主義的我，還是孩子呢？

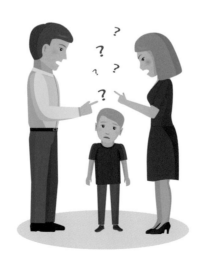

　　我開始思考，如果我能在刺激和反應中間加入「覺察」，會有什麼不一樣的「選擇」呢？當我冷靜、不帶情緒的重新審視這件事時，我理解到，其實大寶在學琴初期，無法專注練琴，會邊彈邊玩，是孩子正常的表現。而且，他未曾有表演的經驗，根本不知道上臺演出是怎麼回事，更別談需要拿出什麼態度來準備了。

　　如果重新做一次選擇，我可以播一段鋼琴表演的影片給大寶看，讓他知道表演是怎麼回事。我可以提供一道選擇題給大寶：（1）把表演曲認真練熟，上臺自信展現努力的成果。（2）繼續邊彈邊玩，也可以休息不練。上臺如果彈錯，就簡單帶過或重彈一次。不過，自己要知道，場面可能會有些尷尬。

**把自主權還給孩子，讓孩子自己思考做決定。**

　　依照大寶遺傳自我的個性，我料想他會選擇一，跟之前在我嚴厲管教之下的結果會是相同的。但對他而言，實質上的收穫卻完全不同。由孩子自己做的決定，不論結果是好、是壞，都由孩子自己承擔。若得到的是甜美的果實，必然格外香甜；相反的，若結果差強人意，此時媽媽可以扮演安慰者的角色，問問孩子如果還有下次，他會希望怎麼做。

　　當父母能「覺察」自己的思緒和情緒，才能做出理想的判斷，「選擇」適當的「反應」。父母是孩子人生最重要的領航者，情緒穩定且身心健康的領航者，必定能帶領孩子學會管理情緒，並在人生道路上的每個關口，做出正確的選擇。

刺激 → 反應

在直覺反應中加入覺察

刺激 → 覺察 → 選擇（一）　選擇（二）

反應

## 覺察➡接納➡同理➡洞察

當我們能夠時時覺察自己的思緒和情緒，不帶評斷的觀察浮現腦海的念頭後，接著就要學習「看見事情的全貌」，也就是「洞察力」。卡巴金博士解釋，洞察力是能夠看到這個和那個，而不是這個或那個。這是什麼意思呢？讓我來分享一個我嘗試這麼做的經驗。

大寶在一年級時，有一次，老師寫聯絡簿告訴我，大寶想去親一位男生同學，同學因為閃避不及而跌倒撞到頭，幸好同學到健康中心冰敷後無恙。知道這件事後，雖然我心裡有些不悅，但因為是第一次發生這樣的事情，所以我只加以告誡大寶說：「現在和幼兒園階段不同了，人和人之間要開始有適當的界線。你看，幼兒園的時候，廁所沒有門，小朋友在別人面前上廁所，也不會覺得難為情，同學互相親親抱抱，也感覺很可愛，不會有不舒服的感覺。但是，小學的廁所有門，就是因為小朋友長大了，開始希望有隱私權，不希望被別人看到自己上廁所，也會比較不喜歡親親抱抱的動作。就算同樣是男生也一樣，要保持身體的距離。」

我冷靜的說之以情、動之以理，心想他應該懂了。想不到隔了兩天，又聽老師說，大寶去擁抱同學，又害得同學跌倒。此時，我感覺到自己頭皮發麻，恨不得當場把他臭罵一頓。只可惜礙於面子、時間和地點，不便立即訓斥。我心想：「回家一定要好好教訓你，才剛跟你說這麼多，怎麼馬上又犯！每次都被老師告狀，真是丟臉。」惱怒的情緒就像自動導航一樣，在我腦袋盤旋，心裡浮現許多責怪和生氣的念頭。幸好此時，我想起了正念技巧——「不帶評斷的覺察」以及「洞察力」。我開始嘗試將注意

力轉移到事情的全貌，而非陷入自己的情緒。

事情的全貌是什麼呢？怎麼想才好呢？從「接納」自己的情緒開始吧！

## 自己

　　我看見自己氣急敗壞，我試著接納自己的情緒，告訴自己，會生氣是正常的。我不必排斥，或自責這些負面的想法。於是，我發現自己之所以惱怒，有很多複雜的原因：

　　第一、小時候，我在老師面前總是力求表現，同時也希望保持在父母心中的完美形象。如果被老師寫聯絡簿，或告訴爸媽我有過錯，我會覺得很丟臉。

　　第二、我當導師的時候，除非事態嚴重，否則我不會輕易告知家長。所以，我下意識的認為，被老師告狀是很嚴重的事。

　　第三、我自認為自己很重視孩子的品格，大寶也一向懂事，怎麼會發生這樣的事情？一下子，我難以接受這件事。

　　基於這些複雜的原因，當我聽到老師這麼說時，我產生了丟臉、惱怒的感覺，並認為這件事很嚴重。

## 孩子

　　等到我接納，並理解自己的情緒後，我便有能力試著站在孩子的立場思考。大寶是個熱情的孩子，喜歡親近人，總是笑臉迎人，擁抱和親吻對他來説，是表達愛意很自然的方式。這個友善的特質，讓他很容易討人喜歡，也很快能交到朋友。但是，這次他的熱情過了頭，讓同學不舒服，甚至跌倒了。

　　孩子本來就是在錯誤中學習，學校生活不就是為了學習在小型社會中，拿捏人際相處的分寸嗎？犯了錯，代表有新的任務需要學習，我必須協助孩子釐清，透過這件事情可以學習到什麼。如果我把自己的情緒攪和在事件中，反而讓孩子只擔心被責罵，而無法看到事情的全貌。

## 老師

　　接著，我試著同理老師。這位老師的習慣跟我不同，她是位非常溫和的老師，學生犯錯時，不會嚴厲指責，而會馬上告知家長，請家長協助叮嚀。這位老師對自己的孩子也是採用同樣的方式。我就曾經聽到她告誡自己的孩子，如果再不聽話會告訴爸爸喔！仔細想想，事情並非我所想的那麼嚴重，老師只是希望家長叮嚀指導，並沒有要告狀，或要我把孩子修理一頓的意思。

當我盡我所能洞察整件事情的全貌後，回家後我不再有怒氣，我告訴大寶：「犯錯其實是老天要送你的一個禮物，讓你從事件中學到珍貴的道理。」我問大寶，從這件事學到什麼？他說：「不可以親別人，不可以抱別人。」我說：「媽媽知道你喜歡你的朋友，所以想親他、抱他（接納孩子）。但是，現在長大了，我們必須和朋友保持彼此都舒適的距離。就像媽媽跟某某阿姨是很好的朋友，我們常常在一起吃飯聊天，但是我不會親她或抱她（彼此同理）。」我也上網查了一些有關身體界線的影片，讓大寶更清楚理解人際分寸。對於大寶害得同學跌倒，將自己和同學陷入風險之中，我必須嚴厲告誡事情的嚴重性，我跟他說：「若因為玩過頭弄傷同學，不但同學受傷，同學的爸爸、媽媽也會生氣、難過，而我們則必須負責。很多事情，並不是道個歉就可以解決的。」最後，我也引導大寶站在老師的立場想一想，老師每天都有很多事要處理，如果班上常常發生這一類的事，老師會很辛苦的，我們應該要注意自己的行為（洞察全貌）。

面對這次的事件，首先，我「覺察」自己惱羞成怒，接著我釐清並「接納」自己的想法和情緒。於是，我開始有能力「同理」他人的立場，包括孩子和老師。進一步，我才能「洞察」事情的全貌。安頓好自己之後，我和孩子一同討論，引導孩子以相同的步驟看事情，讓孩子也能更具同理心，試著站在其他人的角度，思考整個問題，同時學會保護自己及身邊的人，體貼父母和老師。

**做為明智的領航者，我們必須時時提醒自己正念的四步驟：**

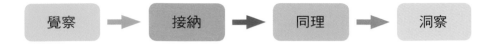

覺察 ➡ 接納 ➡ 同理 ➡ 洞察

　　繁瑣的生活時常打亂我們的腳步，使我們經常無法即時安頓好自己的身心。但是沒有關係，只要願意開始帶著正念做父母，我們可以一次又一次的提醒自己，一次又一次的練習與修正，一定能愈來愈熟練，讓正念成為一種生活習慣及處事態度。

　　總結前面所說的，面對生活中不同的刺激時，不應讓自動導航模式主導我們直接做出反應，應該在面對事情的時候加入「覺察」，而覺察的過程包含「接納→同理→洞察」。只有看清事情的全貌，方能做出明智的選擇，進而表現在具體的行為反應上。

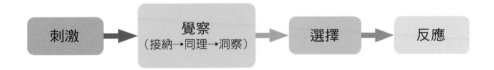

刺激 ➡ 覺察（接納→同理→洞察）➡ 選擇 ➡ 反應

第三章

# 創造幸福的能力

## 幸福是一種能力

　　從坊間琳瑯滿目教人如何幸福、如何快樂的書籍，不難理解人們對幸福生活的渴求。我們也都希望，孩子將來過著幸福快樂的日子。但是，要怎麼做呢？ 除了要孩子用功讀書，取得好成績，將來找到好工作，獲得高成就，讓生活無虞，這樣就幸福快樂了嗎？ 那麼，為什麼仍有這麼多人不快樂呢？

　　美國哈佛大學塔爾‧班夏哈（Tal Ben-Shahar）教授在他的暢銷書《更快樂，哈佛最受歡迎的一堂課》[3]中提到一個重要的概念，有八成以上的年輕人，將成為有錢人或變得有名，當作人生目標。對名利的嚮往，加上從小被教育要在工作上全力以赴，追求更高的成就和目標，讓人們誤以為，要擁有美好的生活，必須過著「拚命三郎」的生活型態。而拚命三郎的人們，把達成目標當成衡量成就的標準，而不重視追求目標的過程，以

---

3　塔爾‧班夏哈（Tal Ben-Shahar），《更快樂，哈佛最受歡迎的一堂課》（Happier），臺北：天下雜誌。

40

致於無法享受自己所從事的事情，老以為達到某個目標後就能得到快樂，但往往事與願違。

研究發現，設定目標和個人成就確實有關聯，不過和快樂之間卻沒有相關，這也就是為什麼有些人達成目標後，卻不如原先預期的感受到快樂。

塔爾‧班夏哈教授以正向心理學的觀點來說明，重視追求目標的過程其實是更重要的，這和正念所強調的「專注當下」是相同的概念。當下的過程，是我們最該把握的。如果我們一直著眼未來，為了將來的成就打拚，那麼現在的生活，就變成是一種為了達到目標，才必須經歷的辛苦過程。轉個念，當我們把焦點放在體驗當下的過程，關注生活中每個細節，我們會覺察到，自己天天從事的每件事，其實都存在著意義和價值，值得我們珍惜和感恩。如此一來，生活自然過得更有動力，更有成就感，也更快樂。即使遭遇到不順心的事，我們也能夠接納並擁抱它，想想自己能從中學習到什麼。

每個經歷都是一份禮物，儘管有時收到這份禮物時很錯愕、很生氣、很不堪，但當我們欣然接納，就能看到這份禮物帶來的真正訊息，而不會陷在懊惱過去的漩渦裡。另一方面，雖然我們想追求功成名就，希望孩子出類拔萃，但過程也必須是一種享受，而不是咬牙苦拚。

若要舉一個咬牙苦拚的典型例子，肯定就是我自己。記得小時候，每逢過年期間，所有的親戚朋友都會齊聚一堂，到我家小住兩三天。難得的相聚時光，堂兄弟姊妹總是玩得不亦樂乎。到了國、高中階段，相當在意課業表現的我，總是放不下課業壓力，硬是把自己關在房裡讀書，完全不

受門外嬉鬧聲誘惑。

我對此事印象會如此深刻，是因為我的父親為此引以為傲，經常在朋友面前提到，我在課業上認真負責的專注態度。沒錯，我曾經就是這麼一個一心追求卓越的人。我會在過年期間K書，在公車上背單字，包包隨時帶著一本書或是英文字典，深怕錯過任何可以精進的空檔。當時的我認為，「分秒必爭」是成功的關鍵，滿腦子想的都是檢討過去，展望未來。「此時此刻」，從來不在我的考慮和關注的範圍內。

除此之外，完美主義者還有一個很大的特色——凡事都必須規劃好，並按部就班的執行，不容有誤。同時，對所有人事物，都有一套自訂的高標準。可想而知，這樣的個性讓我活得很辛苦。計畫和標準都訂好了，只要不在預期之內，對我來說，就是不順利、不順心，很多小事都可以讓我檢討、懊惱很久。有時候，是檢討別人；有時候，是懊惱自己。比如說，在高速公路上被開了一張超速罰單，我先是氣自己不應該開太快，接著又氣明明才超速一點點，警察就把我攔下來，前面那幾輛車也是一樣超速，為什麼就只攔我的車，找我麻煩，最後，我還會不捨那三千多元的罰款。這些念頭總會在我腦中盤旋許久，揮之不去。

完美主義者的個性，還讓我經常不由自主的念叨另一半，因為他每天跟我生活在一起，總是有許多我看不順眼的生活習慣或日常瑣事。每當我擺出不好的臉色和態度，他的回應當然也是充滿防衛。但是，我總認為是他的問題，他居然還不認錯！

這些記憶中的往事，是我認識正念前的人生縮影。在這樣起起伏伏的

情緒下，很難享受當下，也不容易品嘗到幸福的滋味，身邊的人和我相處起來，想必倍感壓力。為了把孩子教好，又不想成為孩子心目中難以親近的虎媽，我學習帶著正念做父母。正念讓我學會專注當下，不斷練習「覺察、接納、同理、洞察」，就在我「放下我執」的那一刻起，幸福感悄然回到我的身邊。周遭的一切人事物未曾改變，唯一改變的是我自己的思考方式。

**原來，幸福從來不是任何金錢或外在物質所能成就的，也不是任何人可以給你的。幸福，是每個人都能學習的能力。**

## 你的優先順序是什麼？

哈佛大學另一個由羅伯‧威丁格（Robert Waldinger）教授所主持的一個長達75年的「幸福感」（Happiness）研究，追蹤了724位成人，每年研究團隊都會詢問研究對象的工作、生活和健康等狀況。這項艱鉅的研究至今仍持續進行並且獲得一個重要的結論：良好的關係讓我們維持快樂和健康。也就是說，有錢或有名並不會讓人感到幸福快樂，與家人朋友維持良好的關係才是關鍵。

前陣子看了一段超人氣影片，一位教授在上課時拿出一個塑膠空罐，用幾顆高爾夫球裝滿了罐子，然後問學生：「這個罐子滿了嗎？」同學回答：「滿了。」接著，教授又拿出一些較小的碎石，丟進罐子，填滿玻璃罐。教授又問：「罐子滿了嗎？」同學笑著回答：「滿了。」然後，教授再拿出一把沙子，倒進罐子，敲一敲罐子，再倒一些，敲一敲，再倒一

倒。同學們哈哈大笑，興致盎然的看著教授，教授再問：「現在罐子滿了嗎？」同學又答：「滿了。」此時，教授拿出了一瓶啤酒，將啤酒倒入玻璃罐，仍可倒進很多啤酒。教授說：「我希望大家把這個罐子看做自己的人生縮影。高爾夫代表人生中最重要的人事物，如家人、朋友、健康、熱情；小石子代表其他也很重要的事，如車子、房子、工作；沙子則代表一些瑣碎的事物。如果你一開始就把沙子倒進去，那就沒有空間放進高爾夫球和小石子了。在人生中也是一樣的道理，如果你把時間和精力都耗費在一些瑣碎的事物上，那你就沒有時間留給那些真正重要的人事物了。我們應該專注在與你的快樂息息相關的事物上，先把高爾夫球處理好，也就是那些真正重要的事，學習拿捏事情的先後順序，而不是浪費在沙子上。」此時，有同學舉手問：「那請問啤酒代表什麼呢？」教授回答：「這是傳達，無論你的人生有多麼忙碌，你都能擠出時間來，和朋友喝一杯。」

多麼簡單的道理啊！但現實生活中的我們，卻常常做著顛倒的事。工作一天回到家，面對最重要的家人，卻還是想著今天工作時發生的瑣事，就連假日的全家出遊，都還要滑著手機，處理許多公事或瑣事。有很多時候，我們甚至會把工作上的情緒帶回家，可說是人在，心不在。有多少人的心能夠真正留在當下，陪伴家人，感受當下的美好呢？

近幾年接觸正念後，我才猛然驚覺：「天啊！我錯過了多少當下了！」以先前提到我自己的例子來說，過年的那幾天，是大家庭一年當中，唯一一次齊聚的機會，我卻還在擔心著我的考試？為什麼我沒辦法把自己全然交給當下，享受與家人相聚的時光呢？ 其實，只要做好時間的規劃和管理，好好放鬆幾天又何妨？ 這樣的自動導航模式，支配著我度過將近三十個年頭。這是一種習慣，一種沒有覺知的習慣，也是一種沒弄清楚

先後順序的習慣。

　　或許，我是個比較極端的例子，大部分的人可能沒有像我這麼神經質。但忙碌的現代人，生活步調總是萬分緊湊，像我這樣時時煩惱著「過去」和「未來」的人，絕非少數。

　　許多人都和我一樣，每天開啟自動導航模式過著忙碌的生活，為了美好的未來打拚。為人父母的，希望孩子將來出人頭地，所以忙著送他去補習，繳大把大把的學費；為了退休後可以過好日子，或者為了送孩子出國讀書，忙碌於工作、加班、賺錢、存錢；為了將來，我們反而犧牲了許許多多的當下，全家人天天一起共進晚餐，變成一種奢求。

　　我家旁邊有間安親班，晚上六點，就能看到便當店送來一大堆便當。也就是說，安親班的孩子在學校坐了一整天後，還要繼續「加班」，而且還和許多上班族一樣，利用空檔吃便當，以便盡快開始下一堂的課程，或多寫一份評量。到了晚上九點就更熱鬧了，安親班門口一輛輛的汽機車，終於準備接孩子回家，有的家長甚至到了十點，才來把孩子接走。每每看到這一幕，我都在想，這些孩子有時間和爸爸、媽媽聊聊今天的心情嗎？他們都幾點上床睡覺？睡得夠不夠呢？或許家長因為工作，迫於無奈做了這樣的選擇。但是，安親班的假日，居然也一樣熱鬧！一早我們要出門野放孩子時，看見安親班前的車輛，把孩子送來了。我們充實的享受了一整天的天倫樂回到家，孩子才剛從安親班下班。

　　孩子這麼「用功」是為了什麼？考一百分？考上好學校？找到好工作？那我們的當下呢？賺錢很重要，成績也很重要，那陪伴家人的時間

呢？我們的健康呢？這樣的生活，你喜歡嗎？孩子感到幸福嗎？

別忘了，家人和健康是高爾夫球，工作是小石子，瑣事只是細沙。正念並不是要我們不要努力賺錢、不要努力用功，而是要我們列出先後順序，帶著覺知過生活。我們必須重視當下比重視未來多；重視人比重視錢多。如此一來，很多事會有新的安排。

理解到這一點後，我做的第一個決定就是學做菜，而且要在半小時內出菜（因為常常六點半過後才到家）。對於我這個連蔥蒜都分不清楚的人來說，學做菜是個極大挑戰。但是，我相信，只要堅持就能改變。我每天排除萬難，親自下廚。家人的飲食健康，我決心親手把關。對我來說，全家人共進晚餐，是一天當中最重要、最幸福的時刻。所有事情的安排，都不能牴觸全家人的晚餐約會。身邊有不少同事，為了讓孩子參加各式各樣的才藝課程，每天下班後就帶著孩子外食，儘快解決晚餐，然後匆匆趕著上課。如果家中不只有一位小孩，每天上課時段不一，父母還得分頭接送，在家開伙就只能偶一為之，實在可惜。

大寶、二寶興趣廣泛，會主動要求學東學西，天天行程滿檔。我自己下了班，會安排練瑜伽的時間，外子晚間也有外出運動的習慣。但是，這些安排都次要於身體健康，和家庭約會時間。因此，即便全家人都必須各忙各的，但大家一起吃一頓安心健康的晚餐，是我認為的第一要事。

談到這裡，讓我不禁想到一個讓我印象深刻的例子。許多人都認識毒物專家譚敦慈女士，她為了推廣健康飲食，不遺餘力。行程滿滿的她，卻始終堅持幫兩個孩子料理三餐。有一次，我有幸聆聽她的精采的演講，演

講結束後，大家仍意猶未盡，不斷有聽眾發問。一般來說，演講結束時間延遲，講者於會後為大家解惑是常事，但譚女士卻再三跟聽眾強調，她要準時結束回去接孩子回家吃飯（孩子都已經高中以上了）。果然時間一到，儘管好多聽眾競相舉手發問，但她卻一刻不停留的離開了現場。大家雖然感到有點錯愕，但我對她只是更加敬佩。這就是一位偉大的職業婦女兼單親媽媽所做的決定——要事第一，刻不容緩。

## 做一個幸福的決定

在重新做一些決定之前，總會有無數的原因，讓自己沒辦法開始並堅持下去。就好像大家都知道運動的重要，但真正保有運動習慣的人，卻仍是少數。大家都知道要減少外食，健康烹飪，但持續做到的也不多。

再跟大家分享一個影片，只要在YouTube上搜尋〈人生的最後十年〉，就能找到一個加拿大的廣告，我經常在演講時播放這段影片，總是震撼人心。影片是由兩片截然不同的窗景揭開序幕，左邊是世界級美景，右邊則是從醫院百葉窗望出去的景色。接著，兩邊各出現一位老人。左邊的老人正綁著鞋帶要出門運動，右邊的老人則因無法彎腰、行動緩慢，只能穿著醫院的保暖拖鞋；左邊的老人推著自行車出門，右邊的老人推著輪椅出門，同樣是轉動的輪子，目的地卻大不相同。接下來一連串的畫面，對比著兩種不同的晚年風景。人生的最後十年，你要身體健壯的與家人同在，擁抱每個幸福時刻，充滿活力的漸漸老去，還是老來疾病纏身，只能與醫生、護士、點滴、藥丸為伍，天天等待著家人的探望呢？

如果我問大家，希望自己最後的十年想怎麼過呢？大家肯定毫不猶豫的回答，像影片中左邊的老人。但是，這支廣告片在最後很直白的告訴我們，多數加拿大人，人生的最後十年會在病榻上度過。那麼，臺灣人呢？

根據行政院主計處調查，臺灣人平均壽命雖然逐年提高，但是死前平均臥病失能的時間，卻長達七年之久。反觀一些重視養生的北歐國家，如丹麥、瑞典、芬蘭等，老年人直到死亡前兩周才臥床。這是怎麼做到的呢？以芬蘭為例，芬蘭政府把許多預算放在公共運動設施上，甚至為老人設置專屬的運動俱樂部。透過專業的運動處方，使得七八十歲的老年人，仍可保有較佳的體適能，活力充沛的從事各項運動，還能做出翻觔斗、倒立等高難度動作（愈來愈多小學生都做不到的動作）。

這個影片，同樣是要提醒我們反思，什麼才是人生最重要的呢？答案是相同的——健康和家庭。「健康和家庭」是幸福的基石，是我們最需要用心經營的。但是實際上，我們多數人費盡心思追逐的，卻是其他的欲求，例如更多的財富、更大的房子、更高的地位和權力，還有臉書上更多的讚！為了這些外在的成就，我們甚至可以犧牲經營健康和家庭的時間。大部分的人，得等到身體出了問題，才有時間運動，才開始鑽研如何健康飲食；等到孩子大了，與自己漸行漸遠，才後悔當初忙著工作，陪伴孩子的時間太少。可惜的是，很多時候，這些覺悟都為時已晚。

**擁有健康的身體和關係和諧的家庭，才有幸福的可能。**

你幸福嗎？別等健康亮起紅燈，或者家庭關係不再緊密，才想開始作出調整。現在就該覺醒，馬上做出一個邁向幸福的決定！

## 創造幸福力從家庭做起

我們已經知道，「專注當下的過程」、「持續經營身體的健康」、「維護與家人朋友的良好關係」，是幸福感的關鍵，但是該怎麼做呢？

我們必須從家庭做起！

如果為人父母者重視健康，便會懂得注重自己和孩子的飲食，並培養運動習慣；如果為人父母者重視家庭的親密關係，便會致力於為家人投入愛的存款，也會尋求方法，教養出懂得愛和感恩的孩子。如果父母連自己都忙得沒時間專注當下，享受生活，又怎麼能希冀教養出快樂的孩子呢？這些看似簡單的老生常談，卻是擁有幸福的不二法門。

接下來的章節中，我會提供許多實際可行的方法。「親子正念瑜伽」包含了呼吸、專注、情緒、感恩、體態等層面，讓我們能將正念教養，落實於日常生活中，因為無論是身體或心理的健康，都與生活習慣密切相關。親子正念瑜伽對大人、對孩子、對彼此的關係，都有非常大的幫助，好處不勝枚舉。

在Part 2，我將例舉一些顯著有效的益處，與大家分享。當你實際將之融入生活中，得到的收穫將是數不清的感動。

在Part 3，我分享了許多自己日常與孩子互動的正念靜心遊戲。透過一些小技巧和小遊戲，增加和孩子之間愛的存款，讓關係更加緊密。遇到孩子哭鬧、情緒暴走時，我們可以用平靜的態度，幫助孩子冷靜下來；孩

子受傷怕痛或遭遇挫折時，我們能幫助孩子轉念，勇於面對挑戰。另一方面，我們還可以陪伴孩子進行一些活動，讓孩子從中學習專注當下、正向思考、懂得感恩，培養一個樂觀、快樂又貼心的孩子。

在Part 4中所介紹的親子瑜伽遊戲，則著重在調整體態、脊椎的健康。只要短短的五到十分鐘，父母可以陪著孩子養成運動的習慣。親子間一起鍛鍊身體，不但獲得健康的身心，更能促進彼此的默契和情感交流。

書中的許多技巧中，只要挑選幾項落實於生活中，就能幫助我們帶著正念過生活，學會把握幸福的能力。讓孩子從小養成習慣，每天花點心思和時間，陪伴他們一起靜心、一起運動、一起閱讀、互相感恩、彼此談心、共同分享。點點滴滴累積之下，教養出與父母心連心的貼心寶貝，似乎也沒那麼難。即使到了孩子展翅高飛的階段，依舊能與父母彼此同理和關懷。同理心、感恩心，和關懷他人的能力，不是與生俱來。我們都不希望，從小拉拔長大，細心教養的小孩，只在乎自己的成就，而不懂得飲水思源，心離得我們遠遠的。所以，我們必須持續用心經營親子關係。想怎麼收穫，就得怎麼栽！讓我們一起牽起孩子的手，為幸福快樂的人生而努力。

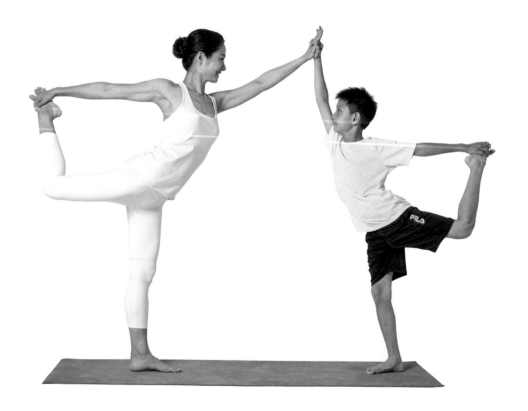

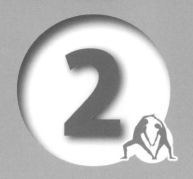

# PART

# 2

# 親子
# 正念瑜伽

正念的覺察能力，
讓我們重視「當下」，
看見最重要的事情

好心態、好體態、好情緒
從覺察自己的身體開始

## 第一章

# 什麼是親子正念瑜伽？

正念，就是「覺知當下」、「享受當下」。透過正念瑜伽的技巧，我們可以和孩子一起練習活在當下。也就是，人在哪、心就在哪，覺知生命中每一個片刻，覺知它，進而享受它。無論當下是喜、是怒、是哀、是樂，我們都能欣然接納並擁抱它，讓自己的思緒、情緒、行動，都能在自己的掌控之中。如此一來，我們可以聞到一草一木的芬芳，聽得到大自然所傳遞的美妙音樂，感受到徐徐微風輕撫臉龐，看得見眼前美景，也自然會對身邊的親人朋友心懷感恩。反之，如果不能學會活在當下，自在的控制自己注意力的去向，將是多麼可惜的一件事啊！我們將錯過多少美好的事物，更可能失去快樂的能力。

親子正念瑜伽是設計給一般家庭，在日常生活中，隨時隨地都能一起練習的靜心方法。每天和孩子互動的過程中，會有許許多多的突發事件，讓父母和孩子情緒起起伏伏，經常得花費許多力氣，來處理情緒暴走的情況，而錯過了當下的美好。如果我們能運用一些技巧，在生活情境中不知不覺的進行靜心練習，讓親子都能有更巧妙的方式，來轉化這些情緒，那麼生活步調一定會更加輕盈、快樂，更能享受當下。

　　除此之外，我們也能利用一些日常例行的練習，使靜心的技巧更熟練。如此一來，不僅能讓孩子更懂得覺察，和處理自己的內在情緒，學習時更加專注，人際關係也能更為和睦。

　　除了在家中和大、小寶一起練習這些技巧，在學校教學現場，我同樣也將這些技巧融入在班級活動當中。親子正念瑜伽能培養孩子的情緒覺察力、專注力、主動學習和感恩的能力，促進身體和心理上的健康，無論是家長或是老師，都能使教養和教育事半功倍。

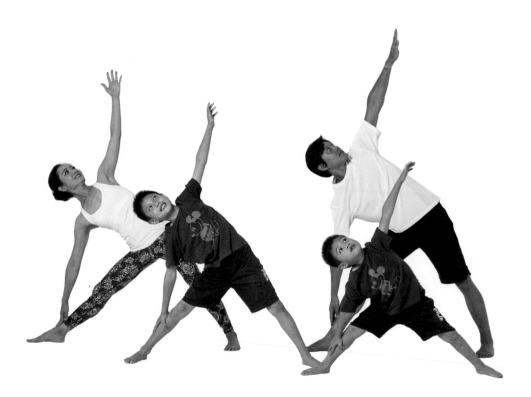

## 第二章

# 瑜伽與正念的完美結合

## ——從覺察「呼吸和身體」，到覺察 「思緒和情緒」

　　瑜伽是一種很棒的靜觀練習。在練習瑜伽的同時，也正練習著正念技巧。在八週的正念減壓課程當中，瑜伽是很重要的一環。瑜伽有三個最重要的元素——呼吸、放鬆、體位法。呼吸是首要關鍵，唯有掌握呼吸技巧，才能使身體肌肉放鬆的進行體位法的練習。若沒有平順的呼吸，身體肌肉緊繃僵硬，做起動作來，會非常不舒服。「覺察呼吸」，並學著「掌握呼吸」，是瑜伽的第一步，也是正念的第一步。緊接著，在練習每個體位法時，我們必須進一步「覺察身體」，然後「掌握身體」。無論是呼吸或體位法的練習，都在鍛鍊覺察的技巧，而覺察正是通往正念的鑰匙。

　　若非不斷的練習，忙碌的現代人是無法放鬆的，身體和心理都長期處在緊繃的狀態。舉個最簡單的例子，大部分的人都有肩頸痠痛的問題，這是為什麼呢？其實道理很簡單，因為我們無時無刻都在使用這些肌肉，卻從來不知道怎麼放鬆它。更明確的說，人們根本不知道自己的肩膀在用

力，就連睡覺時，也沒把肩膀的壓力放鬆下來，好像隨時挑著磚塊過日子，肩膀當然痠痛！要如何改善呢？唯一的辦法是把磚塊放下。但是，首先要先有「覺察」的能力，知道自己哪些肌肉在用力，然後練習放鬆它。

呼吸也是同樣的道理，我們不須經過大腦思考，肺部就能呼吸，心臟就能跳動。但是，坐式生活型態的現代人，缺乏運動，加上生活壓力的累積，導致心肺功能下降，呼吸常常又快又短，不知不覺的心跳急促、情緒緊張。怎麼辦呢？同樣的，我們得先「覺察」呼吸，知道自己呼吸的頻率和深度處於什麼狀態，才能進一步練習，把呼吸放慢下來。呼吸一旦放慢，情緒也就跟著平穩，思緒也就跟著清晰。

在練習正念瑜伽的過程中，我們必須持續嘗試，專注在每一次呼吸及身體肌肉上，學著和自己的呼吸同在，和自己的身體同在，身體和心理自然而然就能依循自己的意願放鬆，游刃有餘。

在第三章中，將會介紹許多適合親子一起練習的呼吸、靜觀的技巧，讓我們帶著孩子從**「覺察」**、**「掌握」呼吸與身體**開始做起。讓親子正念瑜伽融入生活，時時刻刻不帶評價的覺察，使家庭生活更自在，也更快樂。

# 何時需要親子正念瑜伽

## ——融入生活，時時都是契機

### 睡不著怎麼辦➡提升睡眠品質

　　每個人都有過躺在床上輾轉難眠的經驗吧！腦中「不由自主」的盤旋著各種不同的思緒，天南地北的想個不停，想著、想著就失眠了。或者，即使睡著了，好像腦袋也沒有真正的平靜下來，感覺不停的在做夢，醒來之後，都還知道夢的細節，感覺總是睡不飽，早上醒來常常有起床氣……，這些經驗，我非常能夠感同身受。從小，我的睡眠品質就不好，不容易入睡也睡不沉，躺在床上至少要半小時才能入睡。好不容易睡著了，一有聲響就會被驚醒，再次入睡又不知道是多久之後的事了。我好羨慕可以一碰到床就睡著的人。而現在，我卻可以在五分鐘內入睡，原因就在於我學會自由掌控自己的思緒，不任由它四處游移。

　　我們可以透過靜心，來練習控制思緒。大部分的人，無法控制湧入腦中的想法，不知不覺被自己的思緒控制。你可以試著回想，每天回到家中

洗澡的時候，是否能放鬆心情，好好享受這洗滌身心、舒暢快活的一刻？還是腦中仍不斷上演，今天工作上所發生的各種煩惱。

我們能否察覺自己正在煩惱著什麼？思慮是否繁雜凌亂？**正念靜心的第一步，就是「覺察」。只有能夠覺察思緒，才能練習將思緒拉回，進一步專注在自己想專注的事情上。只要能學會這一點，就能擺脫失眠。**

失眠可不是大人的專利。大寶小一時，有一陣子，三天兩頭就會在上床睡覺後沒多久，哭著爬起來說他睡不著。我問他為什麼，他說他怕地震。他哭著說：「我不知道為什麼，就一直會想到地震。我也不想想啊！可是，我就是不知道，為什麼會一直想，嗚……。」

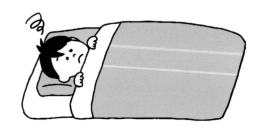

事實上，我們搬新家三年了，未曾經歷過特別有感覺的地震。大寶只是因為讀到有關地球板塊移動的書而有此聯想，感到擔心。此時，若一昧安慰他：「沒有地震，不要怕！」效果實在有限。愈是和他討論地震這件事，他愈是困在同樣的思緒裡，無法自拔。

還記得嗎？我們前面提到，「覺察」之後，下一個步驟是「接納」。我們不妨陪著孩子，一同接納這個擔憂的情緒，抱抱孩子，理解他的擔憂，引導他將思緒放在其他的事情上。例如，我們可以跟孩子一起做做伸展操，靜坐感恩，或練習中斷煩惱，把思緒轉移到愉快的事。以下分享幾個我曾經試過的方法：

## 助眠操

　　大寶睡不著時，我會教他做助眠操，就是瑜伽體位法中的**弓式**及**貓式**。這兩個動作，能刺激按摩頸部後側，和上背的經絡和穴道，讓我們可以很快的把繁雜的思緒拋諸腦後，並把緊繃的肌肉放鬆開來。成人同樣可以利用睡前幾分鐘，練習這兩個動作，幫助睡眠。

　　當我們在做這兩個動作時，腦袋瓜會突然無法想東想西，停留幾分鐘後再回到平躺的姿勢，身體就會感覺放鬆許多，頭腦也跟著放空了！我會陪著大寶在我的床上做兩次，讓他回到自己的床上再做兩次。過沒多久，我走進他房裡偷看，他早已沉沉睡去。

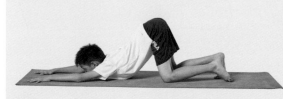

貓式

### 動作要領

大腿垂直地面，上背和肩膀往前方拉長，並向下放鬆。如果覺得因肩膀緊繃而無法放鬆，可在胸部下方放一個鬆軟的小枕頭，使動作能輕鬆舒適的做到。動作完成後保持深長而緩慢的呼吸，呼吸愈慢愈好。停留約30秒至1分鐘。

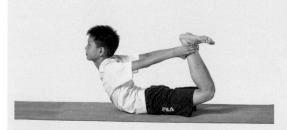

弓式

### 動作要領

首先放鬆的趴在床上，雙手向後分別抓住雙腳的腳踝，吸氣時預備，吐氣時，雙腳向後踢，使得身體被往上、往後帶起。依照自己的情況做到仍可保持順暢呼吸的位置即可，呼吸儘量深長而緩慢。停留20-30秒。

## 睡前靜坐感恩

藉由這陣子大寶內心充滿著擔憂的契機，我告訴他，我小時候開始靜坐的故事。我回憶著：「媽媽像你這麼大時，聽到一個阿姨說，有一位朋友騎機車被撞飛了出去，竟然掉到垃圾堆而毫髮無傷，原因是這個人天天靜坐念佛，所以才這麼幸運的活下來。我聽了之後，從此天天也靜坐念佛，到現在一天也沒有中斷過。」

大寶聽了，認為這真是太神奇了，於是也開始天天靜坐。他問我，靜坐時要想什麼，我告訴他：想感恩的事，從自己感恩起，到感恩家人、感恩學校的老師和同學，以及所有你想感恩的人事物，全部想一遍，就會覺得很安心。這種充滿愛的感覺會保護你，讓你遠離擔憂。靜坐的過程，只要花短短1–3分鐘。

自從大寶開始睡前靜坐感恩，就再也沒有上床後又爬起來，說他睡不著了。（詳見第109頁：感恩靜心法）

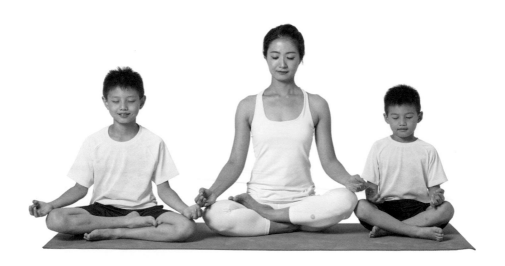

## 靜心冥想練習

　　如果做了前面兩件事還是睡不著，那我們就來練習怎麼控制思緒。他說，他怕地震。接納、同理過他的情緒後，我問：「最近有什麼事情讓你最難忘，就連做夢都會笑呢？」我們可以陪伴孩子回憶最難忘的開心情景，描繪得愈詳細、愈好。例如，我們一起去迪士尼樂園玩的那天，玩了什麼呢？「第一站，我們到小熊維尼的夢想列車，我們排隊排了好久，終於輪到我們。我們興高采烈的跳上車，媽媽和你坐在第一車箱，列車慢慢的駛進小熊維尼的世界，你看到一隻好大的小熊維尼，躲在蜂蜜罐裡，享用著他最愛的蜂蜜，一臉滿足……。」

　　這是一種瑜伽冥想的方式。既然是冥想，就可以天馬行空。從具體的事件開始，慢慢藉由自己和孩子的經驗，加上幻想，帶著思緒朝自己想要的方向發展，而非讓思緒陷入不由自主的胡思亂想中。剛開始，可由爸爸、媽媽引導、討論。接著讓孩子回到自己的床上，繼續想像接下來的情節，孩子的異想世界比大人精采多了。想著想著，也就能甜甜進入夢鄉。

　　靜心冥想的練習，我也曾在團體課上課時，帶領靜不下心的孩子一起做，效果相當好。（詳見第108頁：情境引導靜坐法）

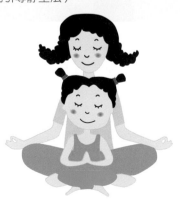

## 身體的觀想

　　這個靜心冥想技巧，適合大人，或年紀較大的孩子。大人的思緒相對繁雜，將注意力聚焦在自己的身體上，會比持續想像快樂的事容易得多。躺在床上時，我們可以練習專注在**呼吸**上，或是**肌肉的放鬆**上。當雜亂的思緒又浮現時，我們能覺察到，並輕輕的將注意力帶回到自己的控制之中。呼吸與肌肉放鬆這兩種練習，在後面的章節有更詳細的介紹。（詳見第104頁：呼吸引導靜心法，第106頁：兒童版穴道導引靜心法）

　　這些技巧其實都相當容易，所需要的時間也非常短，但卻需要有很大的決心和毅力。決心，就是下定決心，不再讓自己的思緒被綁架；毅力，則是找到方法，堅持日積月累的練習。當這些技巧漸漸成為了習慣，你會發現失眠的問題早已遠離，換得的是更安適的身心。

　　談到這裡，有些媽媽可能內心會浮現一個疑問：「如果孩子就是不肯自己睡，哭著說睡不著，就是想依賴媽媽的陪伴，根本不願獨自練習這些靜心技巧。怎麼辦呢？」這個問題當然也發生在我們家。因此，除了教大寶一些幫助睡眠的技巧外，我也藉由這些機會教他同理我。

　　我認為，**教孩子同理媽媽，是正念教養極為重要的一環**。我把我的心情和想法詳細的描述，對大寶說：「媽媽每天工作一整天，認真當個老師。回家後，也很用心當個媽媽，煮飯、做家事、陪你學習、念故事。到了十點，你們上床睡覺，我終於有時間喘口氣，休息一下。這時候，突然聽到你的哭聲，會讓我感到很焦慮、慌張，這是媽媽的本能，聽到孩子哭，全身都會緊繃起來。你說你愛我，就要讓媽媽好好休息，別讓媽媽擔心害

怕。」貼心的大寶願意替媽媽著想，於是選擇回到房裡，藉由自己的力量來克服睡不著的問題。

靜心的練習，簡單來說，就是覺察當下的思緒或情緒，並能輕輕帶回自己的控制之中，進而減少「不由自主」的情況。

## 容易分心怎麼辦➡提升專注力

對大人而言，「不由自主」在生活中造成哪些影響呢？ 除了影響睡眠品質外，對專注力的衝擊也不容小覷。手機、電腦、網路無所不在的時代，現代人無時無刻都在吸收新的資訊，無論是在與朋友聚餐、陪小孩玩耍、在公園散步、與家人一同出遊，我們每一個人都常常 「不由自主」、「不知不覺」 的把手機掏出來滑一下，幾乎無人倖免被手機的魔力所控制。

前陣子造成轟動的精靈寶可夢，更是讓玩家時時惦記著抓寶，一有空檔就拿出手機，看有沒有厲害的寶貝出現。有一次，我到臺北小巨蛋看表演，就看到前面的中年男子，不時的把手機拿出來打怪。又有一回到八里河岸公園騎單車，也看到一群群的人在抓怪，眼前不管是精采的表演或美麗的夕陽，一概無心欣賞。

在工作上，也有類似的情況。我們都知道，保持高度的專注力，是提升工作效率的關鍵。但是，現代人坐在電腦前，往往同時打開數個視窗，關注好多訊息。研究發現，大腦一次其實只能處理一件事，看似一心多

用，但事實上是分散了注意力。一件事做到一半又去處理另一件，被打斷後再回來，大腦又得花一些時間和力氣，重新回到原來的事件上。一次處理多件事情，反而事倍功半。在這科技日益進步的時代，對現代人來說，專注在當下，真的是難上加難啊！

那麼，孩子的情況呢？常常玩電腦遊戲或看電視的孩子，看慣了鮮豔刺激的視覺效果，書本或老師的吸引力，就相形失色了。無所不在的電子產品，聲光效果如此炫麗奪目，這一切隨著科技的發展，已經是無可避免的現象了，資訊來得又多又雜，難怪常聽到老師們感嘆，現在要抓住孩子們上課時的注意力，愈來愈不容易。

孩子是否能靜下心來，專心一意的完成一件事，關乎學習所有事物的效果，特別是從小一開始，專注力幾乎決定一個孩子的學業表現，做為家長怎能不著急呢？所以，我們總是耳提面命，不停叮嚀孩子：上課專心點，寫作業專心點。其實，專注力和生活習慣，有著非常直接的關係。想幫助孩子專心，光用嘴巴提醒，效果有限。我們可以回想孩子每天的生活，試著同理他們，找出問題的癥結，才能對症下藥，陪著孩子找回專注力。不妨試試以下三種方式，或許能有出乎意料的收穫！

## 1. 和3C產品成為好朋友

有很多家庭，一回到家就會打開電視，似乎眼睛不盯著電視，就不知所措，覺得沒聽到電視的聲音，家裡就太過安靜。其實有孩子之前，我和先生也不例外，只要在家，電視就會開著。這個看似稀鬆平常的習慣，無疑是干擾孩子專注力的元凶。

當我和先生有了孩子之後，便決定孩子在家時，絕不打開電視，不讓電視聲成為居家配樂。父母不應把電視或3C產品，當作搪塞孩子或打發孩子時間的工具，因為這會嚴重影響孩子學習的專注力。當看多了充滿聲光效果的電視或遊戲，再想讓孩子把注意力放回相對平淡的書本上，是非常不容易的。就好像吃慣了重口味的食物，再吃清淡的東西，當然覺得索然無味。

不過，我們也不需要將電視及3C產品，視為教養的毒瘤。我們更應該做的是，教導孩子正確使用這些新世代的工具。優良的電視節目和好的遊戲，也可以是學習的好幫手。3C產品更是與世界接軌的重要途徑，否則坊間的兒童程式設計課程，也不會如此受歡迎。這是時代的趨勢，我們必須接納它，帶領孩子正確使用。如果一昧禁止，不但剝奪孩子學習的機會，一旦孩子離開家長的視線，壓抑過後的反作用力，更可能一發不可收拾。

只要跟孩子約定好使用方式和使用時間，在正確的指導與陪伴之下使用，就能蒙其利而不受其害。例如，我會跟大寶、小寶約定每週三次的電視時間，同時規劃好收看的節目內容。比方說，週二可以看巧虎，週四看英文教材的卡通，週六則是看國家地理頻道的影片。這麼一來，平時他們不會要求看電視，但時間一到，會很開心的去挑選影片。我也買了平板電腦給孩子使用，用於查資料、查字典、排定學習計畫表，或看YouTube短片學習新知。推陳出新的手機應用程式，也是學習的好幫手。偶爾，大寶、小寶也會玩一些經過我精心挑選的語言學習遊戲，或是益智遊戲。平板電腦裡也只有這些他們專屬的遊戲，以免誤觸不合適的內容。玩遊戲之前，我會請孩子們去按計時器20分鐘。等到提示聲響，就要停止。沒有遵守規則的人，下次就暫停遊戲一次。

每個家庭可以視情況來安排使用時間和使用規則。在事先的討論和規劃下，孩子一定可以像個紳士一樣，遵守約定。家長唯一要注意的是，規則一旦訂下，就要澈底執行，絕無例外。剛開始，孩子可能會賴皮，但堅持幾次，孩子自然會和家長養成良好的默契。經過一段時間的努力，大寶、小寶在20分鐘到了之後，會依照規定馬上停止，轉身把注意力放在其他事物上。我認為，這是一種訓練，玩的時候盡情享受，遊戲時間結束可以馬上停止，不沉迷。養成正確的使用習慣，做好注意力訓練，就不必擔心3C產品帶來的後遺症。親子一起訂好使用的規範，同時培養自我覺察及自我控制的能力，讓3C產品成為孩子成長過程中的好朋友。

**學習控制3C產品**，而不被3C產品控制，是現代人重要的課題。很多人無時無刻都在滑手機，儼然是被手機控制了，就連天天練習正念的我，也常常覺察到，只要一有空檔，我的手就好像被一股隱形的力量牽著，伸進包包或口袋，掏出手機來滑了。當我**覺察**到自己不由自主想做出拿手機的自動化動作時，我會**接納**這股衝動，然後想想，滑手機的目的為何？念頭到這裡，我們就有機會重新評估，要不要這麼做！至少，這個動作已經不是不由自主。即使決定要滑手機，也不會一直無止境、漫無目的的滑下去。任務完成就可放下手機，回到當下。這是幫助自己脫離「不由自主」的好方法，也可以避免成癮。這裡同樣是前面所提**「覺察→接納」**的兩個步驟，能時時練習這麼做，就是很棒的正念練習。

家長必須當孩子的好榜樣，才不會等到孩子有了自己的手機之後，全家雖相聚在一起，卻各自滑各自的手機，家人之間距離好近，心卻相隔得遠遠的。有一次，我們全家到海邊玩，來到一家可以眺望大海的咖啡店，那兒風景宜人、空氣清新，令人感到心曠神怡，至今回憶起當時的情景，

心都還甜甜的。但我也注意到，隔壁桌的一家人，父母和孩子始終各自面無表情，玩著自己的手機或平板電腦，整整一個小時毫無互動。當時，我真心希望，他們能覺察到家人之間這種不尋常的狀況。

楊定一博士在《全部的你》[4]書中，提到最重要的核心概念就是——只有「這裡、現在」是真實的，其他都是虛假的。不要讓自己活在懊悔過去、期望未來的妄念裡，更不要活在網路虛擬世界裡。唯一值得珍惜和把握的，只有「這裡、現在」。

## 2. 正念靜心，練習專注當下

對周遭充滿好奇，又樂於關心別人的大寶，經常無法專注的、好好完成手上的任務，分心的問題讓我苦惱不已。念幼兒園時，老師指導小朋友一到學校，要自己將書包裡的東西歸位，大寶常常提著餐袋走到教室後方餐袋的家，短短不到十步路，他東看看、西看看，一路觀察別人在做什麼。就這樣晃著晃著，過了好一會兒，他才突然看到手中的餐袋，發現原來自己是要進來放餐袋的。每天光是將用品歸位，就要花上不少時間。我非常擔心上了小一後，這樣的特質影響學業的學習。於是，我嘗試各種方法來協助他練習專注。

---

● 4　楊定一，《全部的你》，臺北：天下生活。

孩子兩三歲時，要他們靜坐並不容易，所以可以從睡前抱抱感恩（詳見第112頁）和讀經（詳見第127頁）開始，做這兩件事，加起來大約只需要15–20分鐘，很適合當作睡前例行活動。五歲左右，就可以開始循序漸進的練習呼吸導引靜心法（詳見第104頁），用這個年紀能懂的方式，教孩子如何採取腹式呼吸法，深長而緩慢的呼吸。深長的呼吸，可以馬上放鬆身體肌肉，幫助睡眠，更可以迅速的使情緒平靜下來，或將注意力集中。良好的呼吸益處不勝枚舉，在Part 3談到呼吸的部分，還有更詳細的說明。

感恩靜坐（詳見第109頁）也是很有效的靜心技巧。每天睡前的感恩靜坐，也只需要三分鐘的時間，但是日積月累之下，產生的影響力是很驚人的。孩子感恩的能力、正向思考的能力、快樂的能力、專心的能力，無形中都建立起來了。一旦孩子養成感恩靜坐的習慣，就再也不用擔心他會變壞，因為他已習慣，用一雙美麗良善的眼睛去看世界！

在陪伴孩子的過程中，最大的獲益者其實是自己。孩子會像天使一樣感恩父母、關心父母，情緒和專注力也會愈來愈穩定。只要在孩子小的時候多花點心思，教養之路會像倒吃甘蔗，愈來愈輕鬆甜蜜。每個孩子都有其獨特的特質，而這些特質都是一體兩面，有優點，也有盲點。就像大寶，他有很多特點，常常讓我感到很窩心。但隨著年齡增長，層出不窮的狀況，使得我也必須不斷提醒自己，時時練習帶著正念做父母，學習用最清明的方式，做他人生中最穩定的一盞明燈。於此同時，也要持續教導他學會應用正念技巧，來幫助自己管理情緒，掌握自己注意力的去向，並且懂得感恩和付出，才能真正擁有快樂的人生。

## 3. 養成規律運動習慣

現代的孩子，大部分時間都待在室內，緊湊的學習步調，常壓得孩子喘不過氣來。為了找到出口，孩子時常用各種不同的方式來釋放自己不被滿足的需求，有的無法靜下來、有的無法專心、有的情緒衝動、有的凡事興趣缺缺，提不起勁來。當家長發現孩子有這樣的情況，第一個想到的，就是帶孩子看醫生。為了迅速看到效果，讓孩子能乖乖坐著上課，用藥成為最省時、省力的選擇。仔細想想，從前農業社會，孩子有充足的空間和時間，可以恣意狂奔、享受童年，顯少聽到過動或情緒障礙等問題。難道，真的是現代比較多生了病、需要吃藥孩子嗎？

從事教學工作多年，我發現一件有趣的事情：四肢愈發達靈光的孩子，不但運動能力好，反應更靈敏，更能腦袋清晰的掌握自己的任務，當然學習表現也就更好。相反的，運動能力落後，肢體較不協調的孩子，往往注意力不集中，焦點容易渙散，學習表現也較為平庸。小一階段的孩子，差異尤為明顯。只要跟孩子接觸過幾次後，我幾乎就能判斷這個孩子的原生家庭重不重視孩子的運動發展，還是因為過度保護或過於忙碌，而養成了居家小公主、小王子。

許多學齡兒童，白天上完課後，還要到安親班或其他才藝班，繼續坐著聽課或寫作業。在這樣的情況下，實在不容易持續專注。試想，身為大人的我們，若要聽一整天演講，都難免有如坐針氈的感覺，更何況是孩子呢？

　　「動」是人類的天性，更是孩子的生理需求，「充足的運動」也不可或缺。在要求孩子專注和情緒穩定之前，我們必須先想想，孩子充沛的活力，是否有足夠的空間和時間宣洩。活動是人類的基本需求，也是身心健康的不二法門。**動得夠，才靜得下**。花很多時間坐著讀書，不見得能讀得好，花很多力氣要求孩子專心學習，很可能適得其反。我們何不用一些更開心、更有效的方法，來幫助孩子提升專注力？**天天運動30分鐘以上，就是最佳良方**。許多有關大腦科學的書都提到，運動使大腦神經突觸增生，有助學習。這些事實在教學現場，從孩子身上已經在在得到明確的驗證。

　　在我們發現孩子不夠專心，並要求孩子要更專心的同時，更要思考的是：我們提供給孩子什麼樣的環境，使得孩子無法專心呢？ 我們可以設身處地去檢視，孩子一整天的生活，是否有足夠的身體活動，還是從小就被養成久坐一族？與其為了加強課業，逼著孩子一整天坐著上課、讀書、寫作業，不如選擇一些運動課程，或者從自身做起，關掉電視、電腦和手機，全家一起動一動，再利用假日到戶外接觸大自然，盡情奔跑嬉笑。如此一來，體力好、精神好、心情愉快，孩子當然容易專注，情緒也更穩定，讀起書來事半功倍，生活充實又快樂！

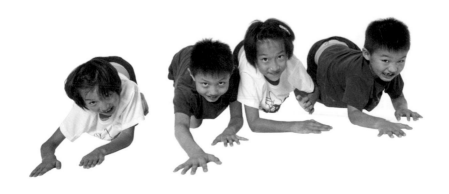

如果因為忙碌而沒時間陪孩子運動，親子正念瑜伽能提供簡單易學，又不受場地限制的方法，利用短短20分鐘，全家人一起達到良好的運動效果，鍛鍊肌力和柔軟度，放鬆身心也增進感情，簡便又有效率！

## 穩定情緒，增進幸福感，使家庭井然有序

家中有兩個男孩的媽媽，應該都不難體會到孩子們那無窮盡的活力。兩兄弟只要在一起，可以嬉嬉鬧鬧玩一整天。這時候，媽媽如果能融入同樂那該多好！偏偏工作了一整天，我只想好好休息。最怕的是，孩子陣陣的嬉鬧聲，常把人搞得頭昏腦脹，特別是身處密閉空間的時候，例如開車途中，在餐廳吃飯，在浴室洗澡……。一對寶總是很難把High到最高點的情緒收回來，輕聲提醒無法產生任何效果，我的內心時常因此陷入天人交戰，理智告訴自己：「孩子嬉鬧是正常的，千萬不要動怒。」但連續不停的吵鬧，讓媽媽的耳朵和腦門都快爆炸了。最後，我還是忍不住提高分貝，把孩子訓斥一番，哭哭啼啼的場面便在所難免。到底是孩子應該安靜一點，還是媽媽的容忍力應該再提升一點？該如何處理類似的情況呢？

其實，大人的情緒也常常無法控制自如，更何況是孩子。這就是為什麼，大人和孩子都要學習正念靜心。大人和孩子都需要練習，當自己情緒的主人。練習正念靜心的技巧後，我們期望孩子能快速的將注意力轉移到其他的事物上，並且希望自己在情緒被孩子影響之前，冷靜的想出一個恰當的策略，創造一個雙贏的局面。若是在車上，我常用的方式之一，就是「數車車」的靜心遊戲。我會對孩子說：「來！你們倆各自看著窗外，看

到黃色計程車就記下來，看誰先數到10輛計程車！」通常數完10輛黃色計程車，亢奮的兩兄弟就會能平靜下來。這時候，他們終於可以聽得見我說的話了。我會冷靜的表達自己的感覺，比在孩子吵鬧的當下大聲管教，來得更有效。我會告訴他們：「媽媽知道你們很開心，媽媽也很喜歡聽你們的笑聲（接納），如果這個笑聲是在公園，那媽媽也能感染你們快樂的心情。但是在像車子裡這樣的密閉空間，如果媽媽大叫，你的耳朵也會痛對不對（彼此同理）？所以，媽媽希望你們在車子裡面，可以玩一點別的，例如詞語接龍，或者也可以聊聊天。假日的時候，媽媽會再帶你們去河濱公園盡情奔跑玩樂，好嗎？」孩子開始練習替父母著想，也是練習同理心的第一步。

除了「數車車」之外，在不同的場合，或因應不同年齡層的孩子，靜心遊戲可以有各種不同的變化，家長也能發揮巧思，和孩子共度愉快的親子時光。（詳見第92頁：情緒暴走時，迅速冷靜的練習）

書中介紹的小技巧，可以幫助我們在遇到某些特殊狀況時，穩定孩子的情緒。在日常生活中，規律的作息，更是培養好情緒至關重要事。規律的作息能讓孩子對自己的生活步調，有充分的掌控感。嬰幼兒階段，寶寶知道什麼時候會睡午覺、什麼時候有奶喝，自然會減少用哭鬧的方式來表達需求。學齡階段更是如此，家長可以跟孩子共同規劃一週的作息表，讓孩子自主的掌握自己每日的作息。我們只需要陪伴著他，儘量遵循作息表來行事，遇到需要調整的部分，可以隨時調整。如此一來，孩子擁有充分的自主權，會更主動學習，且更懂得自律。例如，大寶、小寶從三歲起，就開始養成晨讀的習慣，若不是趕著出門上學的早晨，他們會很習慣的去播放學習雜誌CD，興致勃勃的聽故事。晚上睡前，他們也一直有讀經、爸

媽念故事、互相感恩、靜坐等的例行公事，多年來不曾間斷。這些活動的方式和效益，在Part 3也會有詳細的分享。

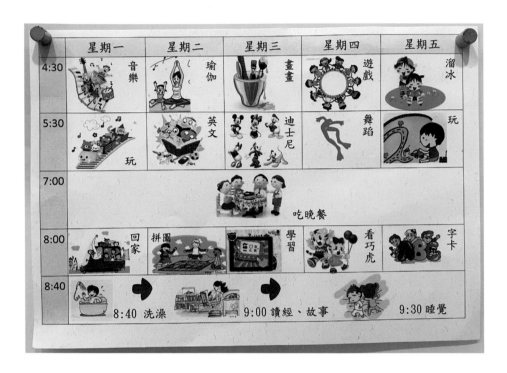

隨著孩子年齡的增長，活動內容可以加以刪減及調整。實施時間的長度是其次，關鍵在於持續的毅力。萬事起頭難，一旦養成習慣之後，就能輕鬆的執行下去。習慣的影響力是一輩子的，陪孩子一起堅持做到一些家庭例行活動，更是毅力養成的好方法。許多研究證實，從小做事懂得堅持，不輕易放棄的孩子，將來的成就和生活滿意度都比較高。

爸爸、媽媽可以從親子正念瑜伽的技巧中，選擇適合自己和孩子的方式，從日常生活的小處著手，培養孩子堅持做一件事的毅力，淺移默化的影

響孩子們未來的處事態度。在這裡我也特別推薦安琪拉·達克沃斯教授的《恆毅力：人生成就的究極力》[5]一書，書中有許多實際的研究和案例分享，值得一讀。

## 鍛鍊孩子的情緒回彈力

每個人都會有生氣、難過、沮喪的時候。孩子哭鬧、耍賴、發脾氣，就是表達這些負面情緒的行為，只是每個人宣洩情緒的強度和時間長度各有不同。大寶、小寶都遺傳了我的壞脾氣，總是用十分激烈的方式來表達情緒，常令我難以招架。

剛生完大寶，回家坐月子時，大寶的奶奶和阿祖都對他聲嘶力竭的哭聲印象深刻。她們說，這孩子怎麼哭得這麼用力，好像快喘不過氣來了！三個月大，大寶為了不想坐汽車安全座椅，半小時的路程，一路臉紅脖子粗的用力嘶吼，哭得讓駕車的我心慌意亂；六個月到保母家，平靜的度過一個禮拜後，因為來了一個新寶寶，大寶喝奶難免受到干擾，一被打斷立刻生氣大哭，使得保母手忙腳亂，保母不得已，只好請新寶寶的媽媽另找其他保母；兩三歲時，不知從哪裡學會躺在地上耍賴，一邊拳打腳踢，一邊尖叫，試圖逼迫父母就範；四五歲時，為了忘了帶小車車，或者心愛的玩具壞了、玩遊戲輸了……，好多事都能讓大寶難過的哭鬧不休。這些行為，一再考驗著我的耐心和智慧。他脾氣剛爆，我也不是好惹的，火爆場

---

5　安琪拉·達克沃斯（Angela Duckworth），《恆毅力：人生成就的究極力》（*Grit:The Power of Passion and Perserance*），臺北：天下雜誌。

面在我家時常上演。我不斷尋求解決問題的方法，也想為自己找到心靈的出口。在我認識了正念後，這一切都改觀了。現在，大寶是我的暖男，看著他長大的親朋好友，也都說他看上去就是個溫和的小孩，完全難以想像，他之前會是個脾氣火爆的小子。原來，教育的力量是這麼強大，令人始料未及。

我必須感謝大寶的壞脾氣，才讓我開始思索該如何控制我自己的脾氣。一個情緒不穩定的媽媽，怎麼可能教導孩子情緒穩定呢？正念讓我學會覺察——接納自己的情緒，並且覺察——接納孩子的情緒。接著，我便能洞察事情的全貌，同理孩子的立場，了解行為背後的原因。覺察——接納——同理——洞察，這幾個步驟，也是我們可以教孩子的正念技巧。

## 1. 覺察情緒的練習

首先，第一步驟是覺察和接納。要覺察情緒，得先認識情緒。從孩子兩三歲起，我們就可以運用繪本或圖卡，來教孩子認識各種情緒，讓孩子知道，情緒不管是正面或負面，都是很正常的，以及出現這些情緒時，會有什麼感覺。親子天下所出版的《情緒寶盒》[6]及各類情緒繪本，很適合用來做情緒教育。睡前的說故事時間，就可以透過這些繪本，潛移默化的把關於情緒的觀念，深植孩子的心。如果當天孩子有出現某種情緒，家長就可以拿著繪本或圖卡，引導孩子指認自己的情緒，漸漸熟悉之後，孩子便能認識，並學會覺察自己的情緒。

6　楊俐容，賴馬，溫美玉，《情緒寶盒：情緒識別卡 36 × 性格特質卡 30》，臺北：親子天下。

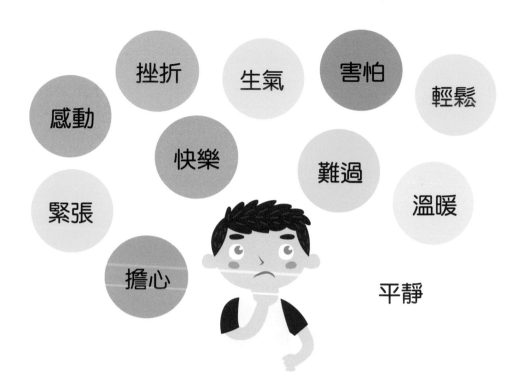

挫折　生氣　害怕　輕鬆

感動　快樂　難過

緊張　溫暖

擔心　平靜

## 2. 接納情緒的練習

　　第二步，我們可以給孩子一個觀念，雖然生氣、難過、挫折這些讓人不舒服的情緒是很正常的，人人都會有這些情緒，但是每個人處理負面情緒的方式，卻大不相同。有人只生氣難過一下子，就能重新快樂起來，有人卻會生氣難過很長一段時間。如果花了太多時間生氣難過，快樂的時間就會被犧牲掉。所以，如果可以學習讓自己儘快轉移情緒，那我們就能賺到更多快樂的時間。

大寶長大一點之後，我告訴他，有一種病叫憂鬱症，這種病會讓人一直難過，沒辦法開心起來，最後只好看醫生吃藥。除此之外，我也會跟他分享一些社會新聞，讓他知道，有很多人平常都是好人，可是生起氣來，會突然變成野獸傷害別人，也毀了自己的一生，這就是沒有管理好自己情緒的結果，非常可惜。

那麼，要如何把不舒服的情緒快快趕走，找回快樂的情緒呢？ 以下是兩種我經常使用的技巧：

## 轉移目標法

大寶中班時，常會因為與同儕相處，或玩遊戲不如己意而發脾氣、哭鬧。於是，我告訴他：「當我們發現自己有生氣的感覺時，為了不要生氣太久，可以先暫停一下，離開現場，先去玩別的，心情很快就會再好起來。」

幾次練習之後，有一天，大寶跟我分享：「今天，同學不讓我參加他們的遊戲，我本來很生氣，快要氣起來的時候，我突然心想，**算了，先去玩別的**，後來就不生氣了。」聽了這番話，我很感動。我知道，他已經學會怎麼轉移情緒了。

一旦孩子成功做到一次，務必要大力讚美，提供正增強，孩子會愈來愈熟練，情緒也會穩定許多，不再為小事發脾氣。

## 吹風車法（深呼吸法）

我們都知道，深呼吸可以幫助迅速緩和情緒。但是，年紀太小的孩子，可能還不懂得深呼吸。我們可以利用一些小工具，或小技巧來幫忙。

我家的陽臺放了幾個盆栽，盆栽上插有幾個風車。如果需要冷靜一下時，我們就可以到陽臺對著風車吹幾下。這個方法能把深呼吸的練習，聚焦在具體的物品上。

若是沒有風車，也可以吹手心。感覺手心涼涼的，把深呼吸轉化為較容易體會的實際感覺。（詳見第96頁：吹風車練習法）

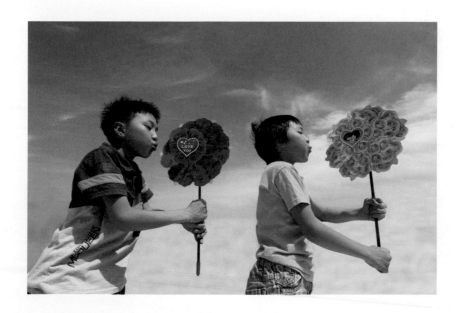

## 養成擁有同理心、感恩心，正向積極的孩子

　　親子天下所出版的《我贏了／我輸了》[7]、《小恐龍不見了！／小恐龍是我的！》[8] 這一系列的繪本共有四冊，從正面翻過去，是從小羊的立場出發來描述故事，而從另一面開始讀的話，則是由小羊的好朋友小鵝的角度來敘述故事。這兩本書能讓孩子清楚看到，同樣一件事，由於立場不同，別人會有跟自己很不一樣的想法，對於學習同理心的學習很有幫助。懂得同理之後，孩子便能學會站在他人的角度看事情，而不僅僅考慮自己的立場，進而能夠練習洞察事情的全貌。具備同理心的孩子，比較不會因為事情不如己意，就發脾氣。

　　另一方面，我認為教導孩子同理父母格外重要。父母如果總是一昧付出，不求回報，孩子便覺得一切都是應該的。一個人若連替自己父母著想的能力都沒有，也不可能懂得感恩。生活中每個細節都是教育機會，家長不要不好意思告訴孩子自己的付出與辛勞，反而要不斷強調，讓孩子知道自己擁有的一切，是父母的努力換來的，必須好好珍惜與感恩。具備同理心的孩子，會很願意分擔家務，面對自己的學習，也會更有責任感。而學會同理父母，自然就能同理他人。

　　除了使用繪本共讀之外，睡前的互相感恩，以及讀經，都能夠有效的培養孩子的同理心。（詳見第112頁：睡前的「抱抱」感恩，第125頁的讀經）

---

7　伊莎貝‧阿貝蒂（Isabel Abedi），希維歐‧紐恩道夫（Silvio Neuendorf），《我贏了／我輸了》（*Hurra, gewonnen! / Mist, verloren!*），臺北：親子天下。

8　伊莎貝‧阿貝蒂（Isabel Abedi），希維歐‧紐恩道夫（Silvio Neuendorf），《小恐龍不見了！／小恐龍是我的！》（*Verschwunden!, ruft die kleine Ziege-Gefunden!, ruft die kleine Gans*），臺北：親子天下。

## 強化體適能，事半功倍有效率

我們常常聽到「體適能」這個名詞，到底什麼是體適能呢？

簡單來說，體適能就是身體適應每天生活情境的能力。有些人天天精神飽滿、神采奕奕，工作充滿活力，忙碌一天後，回到家仍保有元氣陪伴家人；但有些人卻每天總感覺睡不飽，很難集中精神，也不想活動身體，覺得步伐沉重，一天下來體力消耗殆盡，只想癱在沙發上休息。這是兩個極端的例子，想想自己的情況，比較接近哪一種？這兩者為何有這麼大的差異呢？ 關鍵就是體適能！體適能好的人，應付一天的挑戰游刃有餘；體適能不好的人，天天都疲憊不堪。

常聽到有人說，每天上班都累死了，哪還有體力運動啊！也有許多家長要求孩子，把時間用來多讀書，擔心運動會消耗體力，導致沒精神讀書。這真是天大的誤解！體力是可以鍛鍊的，而且只要每天稍微鍛鍊，就有大大的效果。

我常跟孩子說：「電池有分鹼性電池和一般電池，如果養成運動習慣，你就會成為一顆鹼性的勁量電池，體力充沛，電力用都用不完！如果不運動，你就是一般電池，一下子就沒電了。」所以，不論對大人和孩子來說，運動習慣都很重要。

體適能包含五大要素：肌力、肌耐力、柔軟度、心肺適能，和身體組成。

**肌力和肌耐力**，指的是肌肉的力量。每天走路、爬樓梯、跑步、提東西、做家事等等，都需要肌肉的力量。肌肉力量不夠時，就好像吸塵器的吸力不夠，電力不足，用起來費力而且不好用。你可能爬個兩三層樓梯，腿就很痠；提個重物，手就痠得受不了。相反的，肌肉強而有力的人，做這些動作並不會造成身體負擔，當然不會覺得疲勞痠痛，就好像用吸力強勁的吸塵器來吸一點小灰塵，不費吹灰之力就能完成。除了睡覺以外，日常生活中都必須啟動大肌肉，來完成所有的任務。擁有一身好用的肌肉，能讓日常生活輕快省力。

　　**柔軟度**，指的是關節的可動範圍。幼兒是天生的瑜伽高手，人類天生擁有很棒的柔軟度，全身的關節潤滑而有彈性，無論脊椎做出前彎後仰，或者是肩關節做出手臂繞環，對幼兒來說，各個角度的動作都輕而易舉。但是，隨著生活習慣的改變，用進廢退之下，不常用的身體部位會逐漸退化，最常見的例子就是五十肩。

　　五十肩已經不是老年人的專利，現代人多半每天只需要坐在電腦前工作，就連做家事、開車、滑手機，都只需要肩關節往前活動，很少做出手臂上抬，或往後擴展等其他方向的動作。慢慢的，身體就會認為，你可能不需要這方面的活動，可動範圍就漸漸減少。五十肩就是肩關節可動範圍受限的一種疾病。關節活動範圍變小了，當動作超出可動範圍時，疼痛就會產生。身體其他部位的關節，也是同樣的道理，時常活動的關節，柔軟度可以持續保持，七八十歲都不會顯得退化；不常活動的話，中、高年級的兒童，身體就會開始僵硬，失去彈性了。

　　現在，每位中、高年級小學生，都會接受體適能檢測。許多不常運動

的孩子，做肢體前彎動作時，能彎曲的角度已經嚴重受限，就像個老頭子一樣彎不下去。事實上，這個階段的孩子，關節有著滿滿的膠原蛋白及滑液膜，應該很柔軟才對，卻因為久坐且運動不足的生活習慣，而使得身體功能漸漸減退。柔軟度不足影響的，是一個人日常生活動作的靈巧度，也會大大增加運動傷害的風險。

其實，只要一個禮拜兩次以上，規律的練習親子正念瑜伽中的動作，就能幫助自己和孩子維持良好的柔軟度！

心肺適能，指的就是心臟和肺臟的功能。從一樓爬到三樓有多喘？慢跑操場兩圈喘不喘？每個人有很大的差異，這個差異就是來自心肺適能的不同。如果你很少跑步，有一天你突然追著公車跑了一段路，上了車之後你可能氣喘如牛、上氣不接下氣，加速的心跳久久無法減平復。但是，如果你是經常從事慢跑、騎單車等運動的人，遇到同樣的情境，可能臉不紅，氣不喘。我們每天要面臨許多生活上的挑戰，心肺適能好的人，能夠輕鬆的完成任務，不容易顯得疲累。反之，心肺適能不好的人，心臟和肺臟必須加倍努力，來應付各種身體活動或情緒起伏的需求，一天下來，當然比心肺適能較佳的人費力許多。一個禮拜運動二到三次，就能有效的提升心肺適能，有氧運動的效果更是顯著，像是跑步、快走、騎單車、游泳連續20分鐘以上，都是很好的選擇。心臟和肺臟的功能良好，呼吸順暢舒適，不僅身體健康，心理狀態也較正向。

平順的呼吸可以穩定情緒，使人心胸開闊，正念靜心的概念中，非常強調呼吸法的練習。學會正確的呼吸法，鍛鍊好的心肺功能，讓人天天身體健康、心情愉快。

身體組成，簡單來說，就是脂肪在我們身體所占的比例。有運動習慣的人，能鍛鍊出較多肌肉，身體裡脂肪的含量相對比例較低；沒有運動習慣的人，身體肌肉量少，脂肪含量比例自然較多。肌肉消耗熱量的能力比脂肪優異許多，所以鍛鍊出很多肌肉的人，吃進較多的熱量卻不易發胖；相反的，身體脂肪多的人，吃得不多卻很容易發胖。

身體組成和人的外觀也有很大的關係，例如165公分，55公斤的女生，如果身體練出許多精實的肌肉線條，整個人看起來會非常窈窕，但是同樣的身高和體重，要是很少運動，看起來就會是個小胖子，原因是一公斤的肌肉和一公斤的脂肪，體積有很大的落差，一公斤的肌肉只有小小一束，但一公斤的脂肪卻大大一坨。

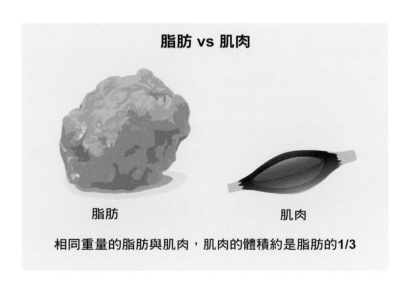

脂肪 vs 肌肉

脂肪　　　　　　　　　肌肉

相同重量的脂肪與肌肉，肌肉的體積約是脂肪的1/3

所以，體重只要維持在理想的BMI範圍即可，更需要重視的是身體組成。藉由運動鍛鍊身體，讓肌肉含量增加，脂肪含量減少，就能展現勻稱

緊實的好身材，同時也可以放心的正常飲食，不必怕吃進肚子裡的食物成為負擔，也不必為了怕胖而錯過美食。

增加肌肉量，減少脂肪比例，是保持良好身型最有效，也最能持久的方法。不妨帶著孩子一起練習親子正念瑜伽，打造健康好體態。

體適能是身體健康非常重要的指標，大人、孩子都應該好好經營管理自己的健康狀態，別為了學業或工作，顧此失彼，犧牲了我們最重要的資產。親子一起每天花點時間運動，將帶來彼此的身心健康，也能獲得更好的學習及工作效率。

## 改善不良體態，重拾活力

強化核心肌群，增加柔軟度，能非常有效的改善駝背的問題。現代文明社會，無論大人、孩子大多都處於坐式生活型態中，不僅大人經常因為久坐或長期使用電腦、手機而姿勢不良，造成各種肩頸腰背痠痛的問題，就連孩子也在因為在教室、安親班內久坐、運動量不足，使得肌肉力量和柔軟度愈來愈退步，衍生出各種體態問題。

在教學現場，請孩子雙手舉起到耳朵兩邊，有將近1/3的人，必須肩膀聳起才能做到，或者根本沒辦法舉到耳朵旁邊。

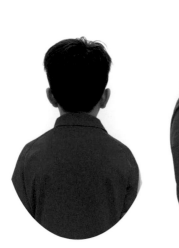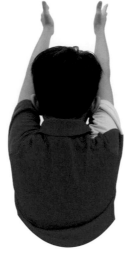

上圖中男孩因駝背（肩關節前旋），使得做雙手平舉向上的動作時，會感到吃力而肩膀緊繃，不由自主的聳肩，同時，雙手並無法完全舉至耳朵兩側，而只能停留在耳朵前方。沒有駝背問題者，能輕鬆將雙手舉至耳朵兩側而無需聳肩。

這就是因為長期固定某些姿勢，缺乏伸展和其他運動，肩關節的柔軟度受限了。如果有這種情況，代表孩子或多或少都已有駝背的情況，需要即時矯正。矯正的方法其實不難，只要增加孩子肩關節的柔軟度，同時強化核心肌群，很快就能獲得改善。這是因為孩子身體可塑性強，肌力的鍛鍊和柔軟度的強化，比大人更容易看到效果。

其實，孩子是天生的運動好手，小小孩優異的體適能是與生俱來的。若從幼兒時期就經常待在家中，不重視戶外運動，到了小學階段又因為課業，養成久坐的習慣，日積月累之下，到了中年級開始明顯出現體適能低

落的現象，是必然的結果。體力不好，缺乏活力，學習熱忱和效率當然就減低了，到了高年級，便出現許多無動機男孩及無動機女孩。

我常跟家長分享一本書《運動改造大腦》[9]，這是一本科普書，眾多實驗已經證實，運動不僅能鍛鍊體適能，還能刺激腦部，調節腦內神經傳導物質，達到提升自我概念、穩定情緒、增進專注力、強化學習動機的效果，自然能使成績更進步。無論是焦慮、憂鬱、過動、成癮等困擾，都能有極為顯著的幫助。所以我總是鼓勵學生參加校隊或運動社團，養成規律運動的好習慣。

許多家長因為工作繁忙，無法按時接送孩子，只好交給安親班代勞，使得孩子跟自己一樣，沒有運動的時間和機會，實在可惜。家長應排除萬難，回到家後盡可能陪伴孩子做做運動。**書中提到的都是在家就可以做的運動，幼兒及低、中年級更是親子運動的黃金階段**。這個階段的孩子，喜歡和爸爸、媽媽有親密的接觸，親子間的感情，可以透過親子瑜伽中的肢體互動而升溫。到了高年級或青春期階段，孩子也會願意跟父母有較緊密的互動。在幼小階段若能養成良好的運動習慣，即使青春期孩子受賀爾蒙的影響，也能因為體力維持良好，更為陽光有朝氣，透過運動排解心情上的浮躁不安，思考較積極正面，不易鑽牛角尖。反之，若錯過了這個階段，孩子到了高年級逐漸定型，不運動的孩子，在體力上已經有些力不從心，便更加沒有參與的意願。在日復一日的課業壓力之下，凡事顯得興趣缺缺，提不起勁。此時，父母想再介入，要求孩子去運動，就更加不容易了。

9　約翰‧瑞提醫師、艾瑞克‧海格曼合著（John J. Ratey, MD, with Eric Hagerman），《運動改造大腦：IQ和EQ大進步的關鍵》（*Spark: The Revolutionary New Science of Exercise and the Brain*），臺北：野人文化。

## 第四章

# 親子正念瑜伽怎麼做
## ——隨時隨地，輕鬆上手

本書所介紹的「親子正念瑜伽」分為兩個主要的部分，第一部分是正念靜心的遊戲，主要是一些日常生活隨時可以運用的小技巧，另一個部分是親子瑜伽遊戲，讓我們能隨時隨地陪孩子動一動。

親子正念瑜伽已融入我和孩子們的日常生活中，書中介紹的所有靜心技巧或瑜伽動作，皆可以運用在生活中的各種情境。

有時候整天待在家，沒辦法帶孩子出去戶外奔跑，便可陪孩子在家做瑜伽運動。或者，在運動過後，也可以帶孩子拉拉筋。現在大寶小一了，常需要久坐寫功課、練琴，一段時間後，他會自己覺察到背部痠痠的，要我陪他做瑜伽，他超愛和我一起練瑜伽的時光，短短十幾分鐘，身體輕鬆了，心情也放鬆愉快。

某次颱風假的時候，兩位男孩體力無處宣洩，媽媽靈機一動，在客廳利用短短的十五分鐘，陪孩子玩一玩幾個簡單的瑜伽遊戲，兄弟倆樂不可

支、歡樂嬉鬧的同時，不知不覺我們鍛練了彼此的核心肌群，也提升了心肺耐力及柔軟度，充分達到運動效果，運動過後再搭配靜心小遊戲來調整呼吸，一動一靜之間，收穫滿滿！

　　活動的過程中，不僅僅單純在做一項運動而已。事實上，**專注身體各部位的動作時，就是正念練習很重要的一環。**

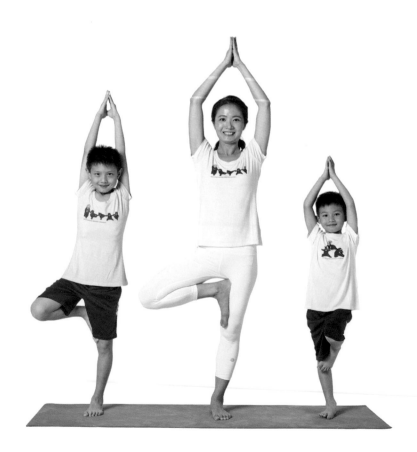

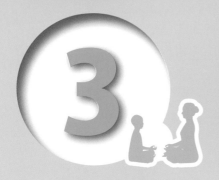

# PART 3

## 正念
## 靜心遊戲

透過習慣養成，
學著把心靜下來

認識、覺察、接納、理解
你的情緒，你來主宰

## 第 一 章

# 情緒暴走時，迅速冷靜
# 的練習

　　從七歲開始，每天睡前，我都有靜坐的習慣，至今不曾間斷過，我深知靜坐帶來的廣泛好處。有了孩子後，為了帶著孩子和我一起練習靜心，我學習了許多有關兒童靜心的方法，同時也依據多年的教學經驗，編排了一系列正念靜心遊戲，和親子瑜伽遊戲。

　　正念主要是透過呼吸、靜坐來練習覺察自己的情緒，進而將自己抽離到情緒之外來看事情，使自己能夠選擇更理想的方式來處理面臨的情況。但是，許多家庭的狀況和我一樣，每天生活步調極為緊湊，就連孩子的行程也時常滿檔，真的很難抽出特定時間，特別做正念靜心的練習。更何況，孩子天天精力旺盛，要他們乖乖靜坐，恐怕不是件容易的事。

　　於是，我開始思考，如何運用有限的零碎時間，將正念靜心的技巧，教給我的孩子和學生們。Part 3 所介紹的活動，即是我實際運用在自己的孩子身上，以及小學教學現場的日常生活小技巧，只要將之融入生活中，正念靜心的練習，便可成為簡單的生活習慣。

## 數數

　　有一回，我們全家開車前往百貨公司的途中，大寶非常期待著，等一下要到兄弟倆最愛的小車車專櫃玩。於是，他忍不住把包包內準備好的小車車，拿出來嚕來嚕去。抵達目的地前，爸爸提醒：「小車車先放包包收好，才不會忘記帶喔！」大寶很有自信的回答：「我會記得的！」就當一家人停好車，興高采烈的走進百貨公司，大寶突然大喊：「啊！我的小車車！」接著，他開始眼眶泛淚，央求爸爸去幫他拿。爸爸剛剛才提醒過孩子，自然不願意打破約定。大寶開始不斷的任性要求說：「我的小車車忘了帶，就沒什麼好玩的了！」、「爸爸都不去幫我拿，這樣我就沒得玩了！」他邊哭邊生氣，吵鬧了約莫十分鐘。

　　我對大寶說：「沒關係阿！還有很多可以玩啊！」、「你可以跟弟弟輪流玩啊！」這時我又想到，要先同理情緒。於是，我接著說：「媽媽知道你現在很難過，很懊惱你沒有帶小車車對不對？那我們下次記得帶好嗎？還有很多機會，下禮拜會再帶你來喔！」

　　陷在情緒中的大寶，不論好說歹說，軟硬兼施，一樣無法從情緒中抽離，不斷的為了沒帶小車車而鬧著脾氣。後來，爸爸終於受不了，帶著弟弟先上樓，而我也快要發火了，差一點兒在大庭廣眾下怒斥孩子。幸好此時靈機一動，我告訴大寶：「爸爸已經帶弟弟去玩了。你先到電梯那邊，數一數，等到有十位穿紅色衣服的人搭電梯，我就帶你上去玩！」想當然爾，大寶不願意去。此時，我努力冷靜的提供選擇：（1）回家。（2）到電梯旁數數，數完再上樓玩。

不得已之下，大寶做出了明智的決定。我在一旁望著他，五分鐘後，奇妙的事情發生了，大寶不但完成了任務，情緒也緩和下來了。於是，我們手牽著手，當作沒這件事發生，按原計畫進行接下來的行程。回家後，我們在睡前聊了今天的狀況，也討論下次可以怎麼做會更好。

曾經壞脾氣的我，非常能夠體會氣憤情緒無法平復的感覺，難以抽離鑽牛角尖的狀態。當下做任何溝通，對我來說都無濟於事。學習正念後，我了解到，轉移注意力的重要。當我們察覺到，孩子的行為已被情緒所控制了，此時多說無益，不如想個方法讓他冷靜下來。

正念或瑜伽都強調，「數呼吸」可以讓身心進入平衡冷靜的狀態。但數呼吸對一個怒氣沖沖的孩子來說，並不容易做到。這時候，「數數」是個很好的替代方案，可以隨著周遭環境的不同，或者孩子有興趣的事物，來發想數數的目標。以下提供幾個數數的點子：

★ 在百貨公司或賣場情緒暴走時，觀察路人。

✿ 數一數某種服裝顏色的人，如紅衣服、藍帽子或黑褲子。數十位。
✿ 找一找某種外型特徵的小朋友，如長頭髮的女孩。找到三位。
✿ 找一找爸爸、媽媽帶著一個男孩的一家人。找到兩個家庭。

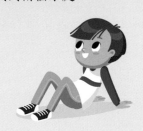

★ 在戶外情緒暴走時，觀察小動物或花花草草。

✿ 數小狗。

✿ 找 15 棵一樣的樹木或花朵。

✿ 數騎單車的小朋友。

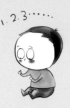

★ 在車上情緒爆走時，觀察車輛或交通建設。

✿ 數車子，數 10 輛計程車、找到 3 輛警車、看到 2 輛救護車等等。

✿ 數我們經過幾座橋，或幾個紅綠燈。

　　一旦親子培養出默契後，也可以讓孩子自己發想數數的目標。而且你會發現，這樣的練習，無形中會提升孩子處理情緒的能力。幾次之後，孩子會自己找到方法排解情緒，自行轉移注意力或自我安慰，比較不容易陷入情緒中鑽牛角尖。現在，當大寶遇到不如意的事，會自我安慰說：「沒關係！還有別的可以玩。」、「沒關係！反正下次還會來。」

　　在事件發生當天睡前，親子如果能再針對事件討論一番，會有更棒的內化效果。爸爸、媽媽可以告訴孩子：「生氣是很正常的，但是生氣的時間愈久，占用到自己能開心玩的時間愈多。所以，當我們發現自己生氣的時候，可以先做點別的事，就可以減少生氣的時間。只要不生氣，就可以再快樂起來囉！」如果今天孩子調整情緒的能力有進步，也別忘了給予讚美，告訴他說：「你今天做得很好，雖然因為○○○你生氣了，但是你知道要先去○○○。後來，你很快就冷靜下來，又開心起來了。看到你開心，媽媽也很開心，真是太棒了！」

## 吹風車

家中的陽臺種了幾盆植物，上面刻意插上幾個可愛的彩色小風車，這是最理想的紓壓冷靜區，不但能看到遠方的樹木搖曳，更能欣賞天空變化。當孩子在家中情緒暴走時，或是近距離用眼一段時間，我都會讓孩子到陽臺「吹風車」。

吹風車可以讓練習呼吸這件事，變得更生動有趣。孩子必須把氣吸得飽飽的，再長長的吐出去。這樣做，能幫助孩子掌握呼吸的技巧，練習深長的呼吸，很快的讓情緒緩和下來，迅速排解緊張、焦慮、生氣、壓力等負面的情緒。

我們可以準備各種不同顏色的風車，然後跟孩子討論，哪種顏色可以代表哪種情緒，例如**紅色**代表生氣、**黃色**代表緊張、**藍色**代表難過。

當孩子感受到這些情緒來臨時，吹吹相對應顏色的風車，藉由具體的顏色，讓孩子認識自己的情緒，感受各種情緒帶來的不同感覺，然後了解

到會有這些情緒是很正常的，接著吹吹風車，把壞情緒吹走。幫助孩子學會認識情緒、覺察情緒、接納情緒，進而緩解情緒。

身為父母，心中可能會浮現一個疑問，當孩子情緒上來，開始哭鬧了，怎麼可能會順從的去吹風車呢？當父母提出去吹風車這個要求時，氣憤中的孩子一定會說「不要」。為了更快安撫孩子情緒，可使用「事前約定」與「提供選擇」兩個方法。

事前約定。為了讓吹風車這件事，不流於命令或處罰，當我們準備好風車來布置紓壓冷靜區的時候，就必須先跟孩子溝通和討論，我們可以告訴孩子：「今天媽媽（爸爸）準備的這些風車，它們有很神奇的魔力喔！有時候我們會感覺到不舒服的心情，這就是壞情緒，壞情緒有很多種，例如生氣、難過、緊張……。」接著，你可以跟孩子討論，生氣會有什麼感覺，例如生氣會想罵人、想打人；難過會想哭、想耍賴；緊張會心臟跳很快……。

大一點的孩子，可能會有許多不同的發想，孩子總是有意想不到的答案，爸爸、媽媽只要順勢而為即可。如果爸爸、媽媽不知道要如何教孩子認識情緒，繪本是很棒的媒材。親子天下出版的《我的感覺》[10]情緒套書，把各種情緒描繪得生動有趣又具體，很適合親子共讀後討論。認識了各種情緒之後，親子可以一起分配顏色，讓顏色和情緒互相配對，接著，開始介紹風車的神奇魔力：「紅色的風車可以趕走生氣的情緒；黃色的風車可以趕走緊

---

10　康娜莉雅・史貝蔓（Cornelia Maude Spelman），《我的感覺》（ *The Way I Feel* ），臺北：親子天下。

張的情緒；藍色的風車可以趕走難過的情緒。以後，當你感覺到這些情緒跑出來的時後，我們就來試試風車的厲害吧！」

即便已經事先約定好，但情緒爆走時，孩子可能還是會說「我不要」。

提供選擇，這時就可以隆重登場了。「你可以選擇去紓壓冷靜區吹風車，或者去處罰牆罰站。」雖然聽起來像是威脅，不過通常非常有用，比直接命令更容易讓孩子順從。因為孩子從選擇中能感覺到自主權，是自己選的，而不是被命令的，孩子會更心甘情願去做。

以下有幾種不同的吹風車的練習法：

★ 漸進式吹法

✿ 第一次吹，讓風車只轉一圈。
✿ 第二次吹，讓風車轉兩圈。
✿ 第三次吹，讓風車轉三圈。
✿ 如此一次次累積，看看一口氣最多可以讓風車轉幾圈。

這個練習法的設計靈感，是來自楊定一博士在《呼吸的自癒力》[11]導讀文章中提到協進式呼吸法，很適合剛開始練習呼吸的孩子。孩子在吹風車的過程中，不知不覺練習控制呼吸的長度，也能學會延長呼吸的技巧。當呼吸變長，心情也一定會平靜下來。此時，我們可以大讚：「哇！你不生氣了耶！好快就冷靜下來了！你好棒喔！神奇風車真的很厲害耶！」經過幾次之

後，孩子會理解這個方法能幫助自己緩和情緒，也會更願意到紓壓冷靜區放鬆心情，習慣養成後，也可能主動用這個方法來調適自己的情緒。

> ★ 深長的吹法
>
> ✿ 練習一段時間後，我們大約會知道，孩子一口氣最多可以讓風車轉幾圈，接著就可以採用深長的吹法，也就是每一次都吹到最長。通常深長的吹十次，情緒就能平靜許多。
>
> ✿ 如果手邊沒有風車，可以用吹手掌心代替，吹出長長的氣，把火氣吹走。繪本《我變成一隻噴火龍了》[12] 深得孩子們喜歡。愛生氣的噴火龍動不動就噴火，常常把身邊的東西都燒焦了。四歲的小寶生氣哭鬧時，我會請他吹手掌，很用力的吹，把火氣吹走，千萬不要變成噴火龍！

　　不論是吹手掌心或風車，都是為了具體化深呼吸的感覺。只要能做到連續吹十次，孩子就能冷靜下來。此時，再請孩子把自己的需求表達出來，事情就會變得更容易處理了。

---

11　理查 P. 布朗，柏崔霞 L. 葛巴（Richard P. Brown MD，Patricia L. Gerbarg MD）《呼吸的自癒力：簡單幾步驟，降低壓力和焦慮，提高專注力，帶來情緒的平衡》（*the healing power of the breath：Simple Techniques to Reduce Stress and Anxiety, Enhance Concentration, and Balance Your Emotions*），臺北：天下生活。

12　賴馬，《我變成一隻噴火龍了！》，臺北：親子天下。

## 第二章

# 三分鐘親子靜心練習

要求幼兒乖乖的坐下來靜坐，並不簡單。但如果是模仿動物，或是帶著孩子去旅行，那就很不一樣囉！

靜坐，主要是培養孩子定下心來的能力，能隨時專注當下的事物上，進一步提升自我覺察的能力。自我覺察，包含身體肌肉的覺察，和心理情緒的覺察。當我們能夠覺察哪些肌肉處於緊繃狀態，才能夠有意識的放鬆它；當我們有能力覺察自己生氣了，才能試著去思考生氣的理由，然後練習放下。這樣的能力不僅對孩子很重要，對大人也有很大的幫助。

怎麼開始呢？對於幼兒階段孩子，剛開始練習時，可以選定特定的位置及時間，將干擾降低。睡前是個很好的時間點，我通常選擇讓孩子在念完床邊故事，或讀完經之後，熄了燈，坐在自己的床上（當然也可以躺下），開始隨著媽媽的指導語，進入冥想的世界。

我會在靜坐之後說幾句話：「感恩我們全家人，平安幸福在一起！媽媽希望哥哥和弟弟兩個人相親相愛喔！保佑你們健健康康、快快樂樂長大喔！」一段時間後，有一天，大寶說：「我最喜歡靜坐了！」我好奇的問為什麼，他說：「因為靜坐可以帶來好運，可以健健康康、快快樂樂長大。」

想不到，雖然只是一點一滴無意的累積，卻已然深植孩子心中。

　　無論是何種靜心法，目的都是讓我們能練習覺察並掌握自己的注意力，而不讓思緒和情緒不自主的紛飛。因此，不必拘泥於引導語的型式，可以放鬆自在的調整為最適合自己與孩子的靜心引導語。若能隨著孩子所體驗的生活情境來變化，也會有非常好的效果。練習靜心時，如果注意力不小心飄走了，我們也只需要覺察並溫柔的接納，然後，輕輕的把注意力在拉回到呼吸上，或者回到靜心的情境中就可以了。

## 靜心的姿勢

　　靜心練習時，採取坐姿或躺姿都是好方法。以下是兩種方法的引導語，在各種靜心練習前，都需先引導起始姿勢的幾個重點。正確的姿勢除了能更快的進入靜心狀態，也能減少腰痠背痛的情況發生。

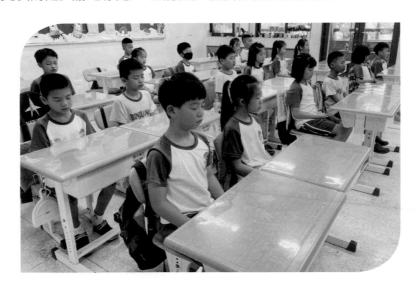

## ★ 盤腿坐姿

　　現在我們一起抬頭挺胸的坐正，想像頭頂有一條長長、直直的線，拉著我們的脊椎，往上長高。接著，感覺背後的兩片肩胛骨互相靠近，眼睛閉上，眼珠子往下垂，好像在往肚擠的方向看。

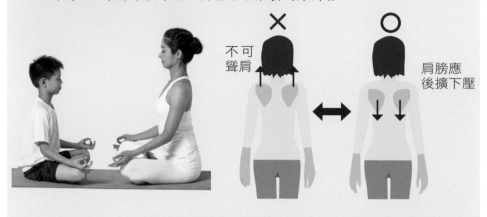

不可聳肩　✕　○　肩膀應後擴下壓

　　踝關節柔軟度較好的人，可採取雙盤，腰部會比較容易挺直。若無法雙盤，則單盤或雙腳自然交叉即可。

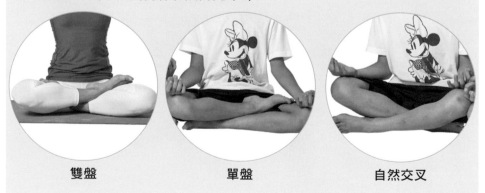

雙盤　　　　　單盤　　　　　自然交叉

### ★ 坐在椅子上

現在我們把臀部坐滿整張椅子，背輕鬆的靠在椅背上，雙腳平踩在地上，膝蓋朝著正前方，雙手平放在大腿上。

抬頭挺胸的坐正，想像頭頂有一條長長、直直的線，拉著我們的脊椎，往上長高。接著，感覺背後的兩片肩胛骨互相靠近，眼睛閉上，眼珠子往下垂，好像在往肚臍的方向看。

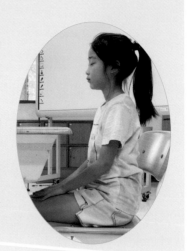

### ★ 躺姿

現在，我們很輕鬆的躺下來，雙腳微微張開，比肩膀寬一點點，雙手打開平放在身體兩側，掌心朝上，肩膀向下挪一挪，使肩膀在最下壓放鬆的位置，感覺自己完全沒有聳肩。

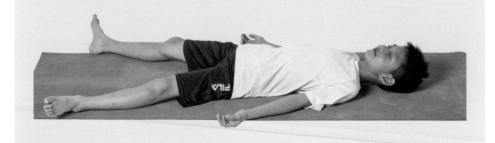

## 靜心的方法

### ★ 呼吸引導靜心法──青蛙的大肚皮

要引起孩子的興趣，讓他們願意跟著做，模仿動物是個好方法。模仿不但能引發興趣，也讓抽象的概念具體化，孩子更能理解，做起來也更能掌握要領。青蛙可以把身體鼓得好大好大，比原本大很多，這對孩子而言是一件很有趣的事。我們可以上網找幾張圖片給孩子看，讓接下來的練習更具體化。接著，可以跟孩子討論，我們身體有沒有哪一個地方，也可以鼓得比原本大很多？引導孩子去發現，其實人的肚皮，也可以像青蛙一樣鼓得很大，再消得很小，然後再請孩子試著做做看，並分享自己是怎麼做到的。

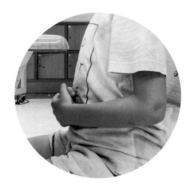

吸氣，肚皮像青蛙一樣
鼓起，鼓到最大。

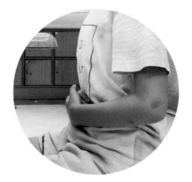

吐氣，像氣球消氣一樣，
凹到最扁。

親子討論過後，一起採躺姿或坐姿，閉上眼睛，爸爸、媽媽媽開始念引導語。以下的引導語只是提供一個方法，引導語時不必強背，只要順著自己身體的動作和變化，輕柔、緩慢的說，並隨時依照孩子的情況調整。在念引導語時，看似是我們在指導孩子，事實上於此同時，我們自己也能

很快的專注於呼吸，甚至比自己練習靜坐，更快進入狀況。引導語如下：

✿ 現在，把雙手摸在肚皮上，把眼睛閣上，想像自己是一隻青蛙，有一個大大的肚皮。

✿ 等一下，我們要讓肚皮裝進滿滿的空氣。但是，現在先把氣吐光光，肚皮消氣，凹得很扁很扁，就好像肚臍要黏到背後一樣。

✿ 吸一口氣，讓肚皮慢慢鼓起來，對了……再鼓一點，很好……。

✿ 吐一口氣，肚子慢慢凹進去，像氣球消氣一樣，消得很慢、很慢。

✿ 再吸一口氣，肚皮又鼓了起來，一點一點的鼓，像氣球充氣一樣，一點點的充進肚子裡。

✿ 再吐一口氣，氣球又慢慢消氣，這次消得再慢一點。對，再繼續消氣，再消……再消……再扁……再扁……好像肚臍就要碰到背後的脊椎一樣。

✿ 好……再吸……這次比剛剛再鼓得慢一點，對……再鼓……再鼓……再大……再大……比剛剛更大一點。

✿ 很好……吐氣，肚子慢慢消進去，直到肚子凹得最扁、最扁，沒辦法再扁了。

✿ 吸……

✿ 吐……想像自己是消了氣的氣球往下飄～往下放鬆～最後身體整個貼著地面，所有的力量都交給地板了。

✿ 我們慢慢的再做 5 次（隨著孩子年齡增長或熟練度提升，可以增加次數）。每一次都感覺到更放鬆，更下沉～愈來愈放鬆～愈來愈下沉～

孩子的靜坐練習，小班就可以開始了，即使只有一分鐘，孩子也會像海綿一樣一點一滴吸收，累積靜下來的能力，累積呼吸和放鬆的能力。就算是一個禮拜練習一次，或想到時才練習一下，都有一定的效果。

## ★ 兒童版穴道導引靜心法

　　這個方法的靈感，來自蔡璧名老師所出版的《穴道導引》[13]一書。蔡璧名老師透過穴道導引這一系列的功法，從癌症第三期到腫瘤消失，重拾健康，而且活得比從前更加身強體健。書中介紹許多透過穴道的收緊與放鬆，來達到靜心及養身效果的功法，是輕鬆易學的養身功法。我自己在嘗試穴道導引時，發現能快速的幫助我們從雜亂的思緒中，進入靜心狀態。

　　於是，我將這個技巧簡化，且更具體化的變化成適合孩子練習的方法。我會在睡前陪伴自己的孩子練習，也時常在課堂開始上課前，帶著班上的學生一起練習。對孩子來說，愈簡單、具體化，就愈容易上手。所以，我只選擇了兩個穴道：手掌中央的「勞宮穴」，腳底中央的「湧泉穴」。

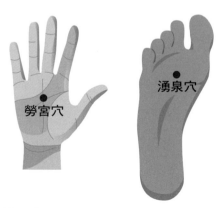

湧泉穴

勞宮穴

13　蔡璧名，《穴道導引》，臺北：天下雜誌。

先以手掌握拳的方式，來練習勞宮穴的緊縮和放鬆，再用腳底握拳的方式，來練習湧泉穴的緊縮和放鬆。三階段緊縮穴點，一階段放鬆穴點，引導語如下：

✿ 首先，我們一起做幾次深呼吸，吸～的時候肚子鼓起，吐～的時候肚子向內凹進，吸～吐～（約進行 5 次呼吸練習）。

✿ 現在，我們把注意力放在手掌中央的勞宮穴，這個穴道能幫助我們呼吸更順暢、心情更平穩。

✿ 開始手掌握拳，輕～中～重～（每一個字約間隔 3 秒，共約 9 秒）。

✿ 放～掉～這個力量（指令約停留 9 秒）。

✿ 再一次，手掌握拳，輕～中～重～（每一個字約間隔 5 秒，共約 15 秒）。

✿ 放～掉～這個力量（指令約停留 15 秒）。

手掌握拳反覆5-8次，每一次的停留時間，可以視練習者的狀況由每階段3秒延長至每階段5秒。

✿ 接著，我們把注意力放在腳底的湧泉穴，這個穴道能幫助我們睡得更好，長得更高喔！

✿ 開始腳底握拳，輕～中～重～（每一個字約間隔 3 秒，共約 9 秒）。

✿ 放～掉～這個力量（指令約停留 9 秒）。

✿ 再一次，腳底握拳，輕～中～重～（每一個字約間隔 5 秒，共約 15 秒）。

✿ 放～掉～這個力量（指令約停留 15 秒）。

腳底握拳同樣反覆5-8次，每一次的停留時間，可以視練習者的狀況由每階段3秒延長至每階段5秒。

## ★ 情境引導靜坐法——飄到白雲裡

這是兒童版的冥想練習，引導語可以自由變化，新奇的情境可以讓孩子更容易專注。輕柔、緩慢的說出設計的情境，並且儘量將情境細節描述出來。

練習前，我會跟孩子們說，要把心靜下來喔！只有能靜下心的人，才可以去到老師要帶你去的地方。如果中間你分心了，要記得趕快把注意力拉回來，再次跟上！引導語如下：

❀ 今天，我們要到天空裡去逛一逛！出發前，我們先練習幾次深長而緩慢的呼吸，吸～的時候，腹部鼓起；吐～的時候肚子向內凹進，吸～～～，吐～～～。

❀ 現在，感覺到自己的身體輕飄飄的從椅子上飄了起來，慢慢的飄往窗外，飄到了教室外的大樹上。你低頭向下看，看到樹上的葉子有嫩綠、青綠、深綠，層層疊疊，在陽光的照射下閃閃發光，好像一顆顆綠色的寶石，迷人極了！

❀ 你發現樹上有兩隻臺灣藍雀，正在樹上跳耀，牠們有著尖尖的紅色嘴巴，黑色、藍色和白色的羽毛，和長長的尾巴，看起來真美麗。兩隻臺灣藍雀在樹枝間追逐，好像在玩抓迷藏。

❀ 接著，你又輕飄飄的往上，離開了樹梢，飄上了天空。你看到一棟棟的房子已經在你的下方……。然後，你看到房子離你愈來愈遠，變得愈來愈小，你看到河濱公園也在你的腳下，河流看起來像一條細細長長的藍色緞帶……。

❀ 慢慢的～你飄到了雲的上方，你看到一朵朵白雲，好像軟綿綿的棉花糖。你選了一朵最白，看起來最舒服的雲躺了上去。一躺上去，感覺到身體沉了下去，但是，馬上又被輕輕的彈了回來。蓬鬆的雲朵帶著你的身體微微的搖晃，風兒徐徐吹來，你也跟著白雲在天空中放鬆的左搖右晃……。身體愈來愈放鬆～全身所有的力量都交給了白雲～（引導語可留白 1-5 分鐘）。

❀ 好～現在，我們把注意力放回到肚皮，吸～的時候肚子鼓起～；吐～的時候肚子凹進～，吸～～～，吐～～～。（約 5 次深長的呼吸）。慢慢的將眼睛張開。

## ★ 感恩靜心法

這個方法是每天睡前，大寶和二寶都會自行練習的靜心法。他們會在躺下來睡覺前，先靜坐三到五分鐘。當孩子熟練靜心的技巧，就能獨立練習，不一定需要引導語，只需當作孩子睡前的例行公事即可。不需要計時，把握由內而外、由小而大，循序漸進的原則。當然，也可以由外而內的感恩，內容可以隨著孩子的生活經驗自由發想。

大部分的孩子很少練習感恩，常常聽到孩子說：「我不知道要感恩自己什麼。」、「我沒什麼值得感恩的。」感恩他人時，也總是語句貧乏，總是說同樣的句子，例如「感恩媽媽煮飯給我吃。」、「感恩爸爸每天辛苦工作賺錢。」不過沒關係，透過一天天的練習，孩子慢慢的自我認同感和自信心都會提升，也會打開知恩、感恩的雙眼，看出去的世界樣樣都值得感恩，感恩的內容也就愈來愈有深度和創意。爸爸、媽媽可以不定時的和孩子一起討論、分享感恩的內容，彼此激盪出美麗的火花。

❀ **感恩自己**：感恩自己今天很認真的……；感恩自己今天很有勇氣去……；感恩自己幫助了……，讓對方……；感恩自己在做（什麼事情）進步了很多；感恩自己在（地點），幫忙做了（事情），讓（誰）可以……，感恩自己今天說了（什麼話），（誰）感覺到（感受）……。

❀ **感恩家人**：感謝爸爸今天為我……；感恩媽媽今天為我……；感恩哥哥今天為我……（所有的家庭成員都可以感恩）。

❀ **感恩學校的老師和同學**：感恩老師陪我……、教我……；感恩同學陪我……、教我……。

❀ **感恩周遭的環境**：（大寶、二寶會從臺灣開始感恩，再感恩地球、感恩宇宙）。

## ★ 智慧之光靜心法

天地萬物皆為能量，而能量有不同的顏色，其中，白光具有神奇的療癒能力，能夠除去負面的情緒心念，淨化身心的疲憊，當兩寶遇到挫折或者出現負面情緒時，我除了陪他們談心之外，也會在睡前陪他們用白光來療癒自己，這也是特別為孩子設計的「兒童版脈輪療癒法」，脈輪療癒並無包含任何宗教色彩，爸爸媽媽可以安心使用。引導語如下：

每一種靜心法開始前，都需引導孩子把呼吸放慢，並將注意力放在呼吸上，每一次的呼吸指令都比上一次再慢一點。

❀ 現在，我們把注意力放在呼吸上，吸～的時候肚子向外鼓起，吐的時候肚子向內凹進，吸～吐～

❀ 再一次，吸氣～吐氣～

持續五～十次，依孩子靜下來的速度而定，隨著練習次數的增加，靜下來的速度也會愈來愈快。

✿ 想像頭頂有一道白光，像太陽一樣閃耀著耀眼的光芒，但是這道白光不像太陽那樣刺眼，光線十分柔和；也不像太陽那樣炙熱，散發著很很舒服的溫度。

✿ 這道白光從頭頂正上方，進入到我們的大腦裡，這道白光是智慧之光，在我們的頭腦裡散發光芒，讓我們充滿智慧，同時，白光也把所有煩惱、擔憂、生氣的情緒帶離開我們的大腦。想像這些負面的情緒隨著白光的光芒，遠離我們。

✿ 接著，這道白光來到我們的喉嚨，感覺到喉嚨很放鬆～我們知道我們可以透過喉嚨好好的與人溝通，清楚表達自己的想法，也能向周遭的人表達感恩和愛。

✿ 接下來，白光來到我們的胸口，心臟的位置。白光在這裡變成了一道愛的光芒，充滿了我的心，我感受到滿滿的愛，同時我也感覺到這強大的愛的光芒，從我的胸口散發出去，和我的爸爸、媽媽、老師、同學，還有許許多多身邊的人事物產生了愛的連結，這是一道道清澈透明，帶一點淡粉紅的白光，非常美麗的白光把我們連結在一起。

✿ 慢慢的，白光來到肚臍的周圍，感覺到腹部非常的放鬆，白光在這裡，把緊張、焦慮、不安的情緒，帶離我們的身體，我感覺到自己充滿了自信，我知道即便生活中有許多挑戰，但我知道自己有能力及勇氣一一克服，我也知道所有的困難都是上天送給我們禮物。

✿ 接著，白光來到我們的臀部和雙腿，感覺到白光像溪流一樣，順著雙腿，將所有的疲勞都沖走，經過腳底離開我們身體。

✿ 現在，我們全身散發著充滿正能量的白光，我知道自己擁有自己的天賦，我會找到我的天賦，並且用自己的優點和特點來照亮自己，也照亮他人。

✿ 最後，我們再一起做幾次深長而緩慢的呼吸。吸～吐～

## 第三章

# 睡前的「抱抱感恩」

　　從大寶和二寶開始會說話起，睡前感恩的習慣就不曾間斷過。每天睡前，我們會輪流跟家中每一位成員，說一句感恩的話。三歲的二寶最常說的是：「感恩媽媽今天帶我去學校，我沒有哭，我覺得很開心，我覺得很愛你。」、「感恩爸爸今天帶我去河濱公園騎腳踏車，我騎得很開心，我覺得很愛你！」大寶的感恩內容比較進階，他每天都回會想一些不同的日常瑣事來感恩，例如：「感恩爸爸今天很辛苦的上班工作，您辛苦了！」、「感恩爸爸把家裡打掃得很乾淨，讓我們覺得很舒服。」、「感恩媽媽不管我在練習什麼（練琴、練注音符號、練英文等等），你都會陪伴我，真的很感謝你！」、「感恩媽媽辛苦賺錢，讓我學這麼多東西，我覺得很開心！」、「感恩媽媽買這麼舒服的床給我們，我覺得很幸福、很愛你！」、「感恩爸爸開這麼久的車，帶我們出去玩。」

　　在這樣的過程中，孩子學會用一雙感恩的眼睛去看世界，他們不但會感受到自己有多麼幸福，更能體會到，原來自己擁有的一切，都是父母努力來的。對父母的感恩之情，會使孩子更願意分擔家務，或者願意主動為父母做些什麼。

有一次，我和孩子一起洗澡時，大寶突然用澡球幫我刷起身體來了，就如同我平時會幫他們做的一樣，我既驚訝又感動的說：「哇，媽媽從來不知道，被別人洗澡是這麼舒服的啊！」大寶聽了好開心。又有一次，剛上小一的大寶因為寫作業時不專心，經過提醒仍然不見改善，之前早就學會的東西，竟然一個也想不起來。媽媽忍無可忍之下，不顧正念教養的技巧，大聲訓斥了一番。大寶回了魂似的，突然全想起來了！但媽媽心中還是有一些內疚，到了睡前，大寶竟然說：「感恩媽媽，我不專心的時候，你都會想辦法讓我專心。」這番話真讓我好氣又好笑。

## 讚美與感恩，是最正能量的教養良方

爸爸、媽媽對孩子的感恩，更是一個具有神奇效果的教養良方。我們可以針對希望孩子改進的問題，一發現有進步就特別強調感恩。隨著孩子每個階段學習任務不同，我們可以順應而為，例如對幼兒園的小寶，我們常說：「感恩弟弟，今天上學很勇敢，沒有哭哭，讓我可以放心的去上班，我好愛你。」、「老師說你今天上課很乖、很認真聽老師說話，媽媽以你為榮喔！」、「感恩你今天吃飯的時候很專心，有認真自己吃，我覺得你進步了，好棒！好愛你！」、「感恩你今天穿襪子穿不好的時候，你有好好說『請幫忙』，沒有用『盧』的，或是用哭的，好好講的話，我比較聽得懂，我覺得你好棒！」

對於大寶，我們則常說：「今天媽媽到菜市場買菜，感恩哥哥主動幫忙提菜，讓媽媽輕鬆多了，有你真好。」、「今天媽媽在煮飯的時候，感恩哥哥會主動來問媽媽，有沒有什麼要幫忙的，然後一起幫忙準備晚餐。

媽媽好開心有你這個小幫手。」、「感恩哥哥,今天媽媽在煮飯的時候,會主動幫弟弟洗澡,還幫弟弟擦乾身體、吹乾頭髮,讓媽媽可以趕快把飯煮好,你們洗完澡就可以吃飯了!好愛你!」、「感恩哥哥,今天寫作業時很專心,因為你很專心,所以20分鐘就寫完了,剩下的時間,你不但玩了樂高還練了鋼琴,一個晚上可以做好多事情,真是太棒了!」

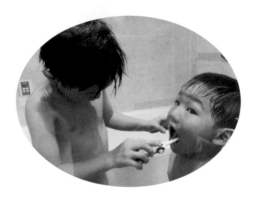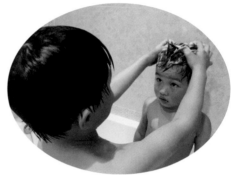

　　這一句句的讚美和感恩,是最有效的正增強,比任何物質獎賞都更有效得多。在這個過程中,我們能清楚的讓孩子了解,父母喜歡他們怎麼做,而他們的好行為,為父母帶來什麼感覺和幫助。討好父母是孩子的天性,他們得到父母的肯定,會更努力想有好表現,討父母歡欣。所有父母希望孩子做到的事,都可以用這樣的方式來表達,比起命令式的口吻,或者做錯了才責怪或糾正,來得更有效,親子間也更能互相體諒、互相欣賞。

　　大部分的爸爸、媽媽為孩子無怨、無悔、無私的付出,總是默默的為孩子努力,使得孩子享受著公主王子般的生活,茶來伸手、飯來張口,一切垂手可得,孩子卻覺得一切理所當然。最近在上小一健康課時,剛好上到上廁

所的禮節，孩子剛進到小一，有一個很重要的學習重點，就是如何使用公共廁所。學校裡小一廁所總是特別髒，因為小一新鮮人還在學習瞄準，很容易失誤。所以，孩子都說廁所好臭，不敢上學校廁所，他們都說家裡廁所比較乾淨。這時，我順勢問孩子：「家裡廁所為什麼這麼乾淨啊？」孩子們給的答案五花八門，有的說「因為我都有瞄準。」、「因為如果我尿到旁邊，我都會擦一擦。」就是沒有人提到「因為爸爸、媽媽常常打掃廁所」。這個答案需要經過旁敲側擊的引導，才會有孩子說出來，他們以為，馬桶自己會保持乾淨耶！ 聽起來很不可思議， 但是每個班級情況都是類似的。鮮少孩子會體會到，原來享受乾淨的環境，是其他人努力來的。原因很簡單，爸爸、媽媽都是默默忙碌，沒有讓孩子知道，自己為了他們，為了家庭，做了多少努力。

有一次，我在公園溜小孩時，遇到一位住在豪宅的老太太，她感嘆自己很孤單，並跟我分享她的故事：「我也有個年紀這麼小的孫子，但是我一年只能看到他一次，因為兒子和孫子都在國外。我兒子還小的時候，我就把他送到國外讀書。我在這裡拼命供他讀書，他卻全都沒有看見，也感受不到，我覺得很後悔。你以後要讓孩子看到，你是如何為他們努力付出的。」

所以，親愛的爸爸、媽媽們，為孩子努力的同時，記得把你對他的好，時時掛在嘴邊，告訴他：「你看我和爸爸每天認真工作，才能讓你每天開開心心的上學，還學了好多你有興趣的才藝，你真是太幸福了！因為我愛你，所以我願意為你努力！」、「你看，媽媽每天工作一整天，一下班就衝回家煮飯，才能讓我們全家吃到這麼好吃的晚餐。看到你們長得又

高又壯，媽媽覺得很值得。」這樣一來，孩子才能了解到，原來生活中的一切舒適便利，都是有人不斷付出的結果，他們內心會充滿感恩，幸福感也因此而提升。

現在，大寶不只在晚上「抱抱感恩」時間，會說出感恩的話，每天晚餐時間一上桌，一定會先說：「感恩媽媽煮這麼美味的晚餐給我們吃，好好吃喔！」日常生活中也常常脫口而出感恩的話語：「謝謝媽媽在我生病時，會照顧我，拿水給我喝。」、「謝謝媽媽都會提醒我，什麼時間應該做什麼事。」當他們自然而然會想到要感恩父母的時候，孩子會非常願意分攤家務，不需要特別要求，因為他們打從內心認為，可以為家人付出是一件很得意的事。

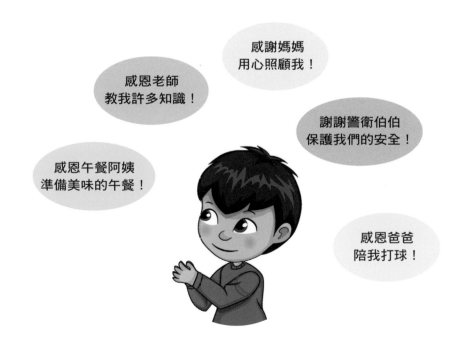

感謝媽媽
用心照顧我！

感恩老師
教我許多知識！

謝謝警衛伯伯
保護我們的安全！

感恩午餐阿姨
準備美味的午餐！

感恩爸爸
陪我打球！

　　最近大寶看到家裡附近的高樓，經過兩年的時間終於蓋好了，他會說：「我覺得這些蓋房子的工人好辛苦喔！他們每天辛苦工作，慢慢的把房子蓋得這麼高。」我們到餐廳吃晚餐時，他也會說：「這些工作人員好辛苦，這麼晚了還在工作，都還不能休息。」

　　「感恩」從家庭做起，漸漸的，孩子也會用感恩的心來看世界。他們感恩自己的床很舒服、感恩食物很好吃、感恩有溫暖的家，感恩所有事物。到了學校，看到老師、校門口的警衛伯伯，和其他為他們付出的人，總是大聲問好，因為從感恩的眼睛看出去，世界是如此美好，每個人都很美。當人們也都予以善意的笑容與回應時，就是最好的回饋了。說也奇怪，多年來住在我家樓上的鄰居總是不苟言笑，兄弟倆秉持一貫作風，熱情問好，他竟然笑了，還跟他們聊了好幾句。看到這一幕，我感到既驚訝又感動。

　　每天的「抱抱感恩」，帶給我們許多意想不到的收穫。現在，兄弟倆反而是我學習的對象，如何帶著赤子之心，活在當下，快快樂樂過每一天，我看著他們的笑容，時時自省。從他們身上，我深深感受到，當我們總是用感恩心來看待世界，凡事就會主動積極的去努力，也更樂於付出。於此同時，世界也會展現最美好的一面來回應我們。

## 第四章

# 正能量的轉念練習

## 傷口傷口我愛你

對外子和我來說，孩子跌倒是很稀鬆平常的事，我們覺得，跌倒也是要練習的。在一次次的跌倒中，孩子本能的會去學習，如何摔跤才不會太嚴重。小時候多運動、多探索，跌跌撞撞中增進了孩子的協調性和敏捷性，長大後自然就能減少較嚴重的受傷。有一回上中年級的體育課，有一位孩子跑操場時跌倒，竟然摔得牙齒和鼻子都流血了，手掌卻一點擦傷也沒有。原來，他的臉直接接觸地面，手沒來得及撐，我問：「你是不是很少運動？假日都待在家裡？」他馬上點點頭。

在遊樂設施的溜滑梯旁，常常看到不少幼兒的父母，跟前跟後的保護在側，深怕孩子有任何閃失，孩子遇到困難，便立即給予協助，並且在一旁不斷提醒「小心！小心！」在這樣的情況下，孩子通常也會顯得特別謹慎，所以當一遇到難度比較高的設施，就會認為自己沒辦法而馬上求助。我看了感到很憂心，因為大人小心翼翼的反應，使得孩子不敢勇於嘗試挑戰，對自己也比較沒信心，擔心自己無法獨自完成，或擔心自己會跌倒受傷。事實上，爸爸、媽媽可以保持一大步的距離，從旁觀察和陪伴，少一

些指令和提醒，儘量減少出手協助，讓孩子自己去嘗試，試一次不成功，多試幾次就成功了，千萬不要因為擔心孩子跌倒受傷，而過度保護，或減少室外活動，反而阻礙了孩子身體動作、手眼協調的發展。

有一次，大寶騎單車跌倒，小腿前側挫傷一大片，他自然而然的站了起來，把車牽好，我們只淡淡說了一句：「哇！哥哥好勇敢，跌倒都沒有哭。」然後，他就繼續享受單車奔馳的樂趣了！回到家，準備洗澡的時候，大寶卻突然淚崩，他哭著說：「我要貼防水貼布，不然傷口碰到水會很痛！嗚~~~」我說：「現在傷口很髒，要先洗乾淨才能擦藥，如果髒髒的貼防水貼布，傷口會爛掉喔！！」

此時情緒瀕臨崩潰的大寶，無論怎麼說都沒辦法平復情緒，一直喊痛。我靈機一動，想到許瑞云醫師書中提到的「能量心療法」，我隨即告訴大寶說：「我有一個很厲害的辦法，讓你傷口不痛喔！有一句神奇魔法密語喔！只要你跟傷口說『傷口傷口我愛你！我知道你很快就會好起來了！』這樣，你馬上就會不痛了！」此時，大寶泣不成聲的說：「我不行，這樣很幼稚！」我差點沒笑出來。

眼見情緒仍不可收時，我便給他兩個選擇：
(1) 在浴室繼續哭，我和弟弟洗完澡就會先出去囉！你再慢慢自己洗。
(2) 勇敢說出這句話，保證傷口馬上就不痛了。

大寶又哭了一會，終於做了選擇，說出了這句神奇魔法密語：「傷口傷口我愛你！我知道你很快就會好起來了！」

說也奇怪，一講完這句話，他立刻收起哭喪著的臉，破涕為笑說：「真的不痛了耶！好神奇喔！媽媽，你這是在哪裡學的啊？」我開心的說：「看吧！很有效吧！這是我從一本很厲害的書上學來的喔！你說好話，就會有好事發生！你鼓勵你的傷口，它就會有信心快快好起來。如果你一直哭，傷口也會很難過，所以反而愈來愈痛。」

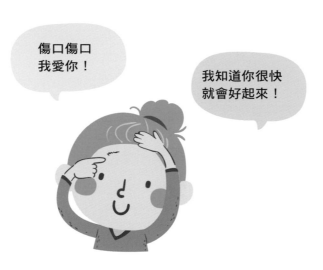

　　過了一會兒，大寶還突然跑來跟我說：「媽媽，對不起！」我納悶的問為什麼，他說：「因為剛剛回家的時候，我應該可以幫忙拿東西的，我害你自己拿了那麼多東西上來。」原來是騎完單車回家時，平常大寶都會幫忙提東西，但因為他受傷了，沒幫上忙，只關注自己疼痛的傷口。現在不但不哭了，竟然還反過來體貼我的辛勞，這個神奇魔法密語也太神奇了吧！實在超乎我的想像。二寶居然也看在眼裡，原本很怕擦藥的他，只要一擔心傷口會痛，就會立刻說出神奇魔法密語，生理的疼痛和心理的憂慮，皆立即好轉，兄弟倆還會互相提醒，互相幫忙對方鼓勵傷口、吹吹傷

口，從此不再為了受傷而害怕哭泣，因為他們打從心裡相信，傷口很快就會好起來。

## 我知道我一定可以

　　大寶的個性傳承了我的完美主義者特質，沒把握的事不願輕易嘗試，因為擔心自己做得不夠好，凡事需要經過鼓勵才願意嘗試。例如中班時，老師開始有一些塗鴉作業，他總是會説：「我不知道怎麼畫。」或是「我不會畫。」練習唱歌或説故事，也都要確定自己可以做得夠好了，才肯開口，跟弟弟拿起筆就畫、聽到喜歡旋律就唱的個性，截然不同。

　　大寶練琴時，鮮明的個性更是表露無疑。彈琴原本就是熟能生巧，但是大寶卻常常因為幾次練琴不順利，就熱淚盈眶的説：「我都彈不好。」、「我沒辦法。」情緒一失控，就更加沒辦法彈好。我總是軟硬兼施的告訴他説：「彈不好沒關係，多練幾次就會成功了。」我也會以他的成功經驗來舉例，説：「你看你學扯鈴的時候，一開始也沒辦法起鈴，但是你沒有放棄，很有耐心的一次次嘗試。現在，你已經可以把鈴扯得很好了。所有的事情都需要耐心和毅力，彈琴也是一樣。」在他成功練熟一首曲子後，我也一定會藉機給予正增強，告訴他説：「你看，你剛剛很認真練習，這次彈得好棒，好好聽喔！」晚上的抱抱感恩，我也不忘跟他説：「感恩你今天彈琴時很認真，遇到困難沒有放棄，也沒有生氣，有努力的練習，彈得真好聽，進步很多，這就是媽媽喜歡的態度。」

在一次次的鼓勵後，大寶練琴練到跟自己發脾氣的情況，逐漸減少。但是，隨著曲子的難度提升，遇到難關的機會愈來愈多，哭哭啼啼的情況難免還是會發生。有一次，我決定用正念的方式引導他認識情緒，進而練習掌控情緒。情緒對孩子來說，是一個抽象的概念。大寶曾在有關情緒的繪本當中，認識過情緒，這次我把情緒擬人化，讓它化身為天使與惡魔。

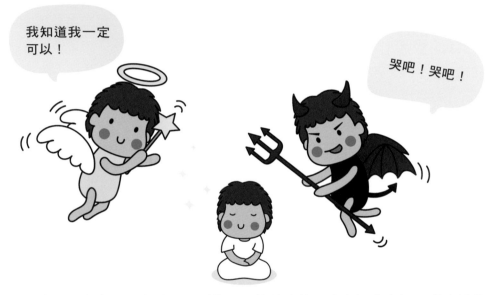

這天，大寶又因為練琴遇到難關而情緒失控，我告訴大寶說：「這首曲子比較難，你彈了好幾遍都不成功，所以你感覺到有些生氣和沮喪，這是很正常的情緒。但是，生氣和沮喪的情緒像是一個惡魔，它會跑出來告訴你，『嘿嘿！看吧！你都彈不好，你一定不行的，彈這麼多次都不成功，哭吧！哭吧！』如果，這時候你讓惡魔贏了，那你就會被惡魔控制，像現在這樣哭哭啼啼的練琴，然後你就真的會一直卡在這裡，惡魔的話就成真了。現在，媽媽教你一個神奇魔法密語。現在，你告訴自己說：『我知道我一定可以！』看看你心中的天使，能不能戰勝這個惡魔！」

　　剛開始很有主見的大寶，無法跳脫沮喪的情緒。所以，他用有氣無力的聲音說了一遍神奇魔法密語。我告訴他說：「不行！有氣無力的天使無法戰勝惡魔，再說一次！要有氣勢一點！」練習說了三次以後，大寶情緒明顯緩和。於是，我讓他再彈一次。接著，神奇的事又發生了！這兩周少說練了五十遍，沒有流暢、完整成功過一次的曲子，在說完神奇魔法密語後，竟然一次OK！連我都不可置信！我大力的恭喜大寶終於突破困難，也大力讚嘆這句神奇魔法密語和「傷口傷口我愛你」一樣有效，真是太神奇了！從此以後，大寶在生活中遇到自己認為困難的關卡時，就會很有氣勢的告訴自己：「我知道我一定可以！」

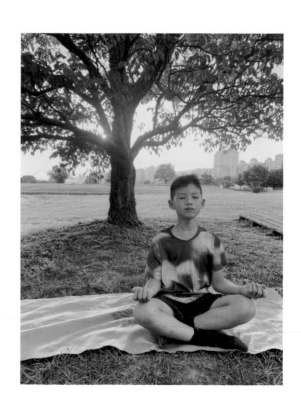

## 第五章

# 從繪本故事及讀經，
# 找到安定力

　　正念靜心的練習，可以從幾歲開始做起呢？答案是零歲。前面的四章提到的正念活動，比較難運用在寶寶身上。應該怎麼做才可以讓寶寶學習專注、穩定情緒？念故事繪本給孩子聽，是很好的方式。兩個寶貝大約從六個月左右，我和外子就會輪流陪孩子念床邊故事，不曾間斷。

　　許多教養書都告訴新手父母，要多跟寶寶說話，可以促進親子關係和大腦發展。但是，要說些什麼呢？念故事就是一個很棒的開始，零到二歲的閱讀，可以從可操作、有聲音的繪本讀起，寶寶會被書本吸引，覺得「書」是一個有趣的東西。三歲起，可以閱讀一些與孩子生活有連結的書籍。這個階段的幼兒，開始有自己的主張和想法，我們可以利用繪本，引導孩子為他人著想，學習應對進退的方法，還有許多日常生活規矩，例如牽手過馬路、需要幫忙要好好說、坐車要坐安全座椅，在公共場合要保持安靜等等。相較於耳提面命的指導，念一本繪本不但更有樂趣，效果更是加倍。從小養成閱讀的習慣，三歲時便可以理解有涵義的故事。剛開始，吸引孩子對閱讀產生興趣的是鮮豔的色彩，多變的效果。漸漸的，他們會愛上漫遊於故事情節的樂趣。

　　隨著孩子一天天長大，不同年齡層會出現各種不同的行為問題，例如小班階段，物我關係的概念正在發展，經常認為東西是我的，不願意分享；中班左右開始學會玩遊戲，但是卻輸不起，輸了就生氣哭鬧；大班開始，孩子會為了規避做錯事的後果而撒撒小謊；小一時，面對每天緊湊的學習步調卻拖拖拉拉，沒辦法好好掌控時間；中年級時，課業量變多，能不能自動自發讀書、寫作業成為一項挑戰；高年級開始賀爾蒙作祟，與家人和同儕的相處，是另一個新階段的開始。身為父母，陪著孩子成長，每一個階段有不同的擔憂，坊間繪本幾乎無所不談，透過故事帶出許多大道理。只要用點心，找本故事與孩子分享，所有問題都能迎刃而解。與其用管教的方式告訴孩子應該怎樣、不應該怎樣，不如睡前念念故事，再談談心，品格教育不著痕跡的落實了，親子關係也能跟著升溫。

　　閱讀興趣和習慣的培養，不在付出時間的多寡，最重要的是不間斷的毅力。寶寶階段從每天五分鐘開始，隨著年齡的增長，可以逐漸增加至三十分鐘。大寶和二寶大約在小班左右，就能持續專注聽故事三十分鐘以上。他們除了喜歡聽大人說故事，也很喜歡搭配有CD的繪本或兒童雜誌來閱讀，點讀筆也是他們的最愛。他們熱愛閱讀，隨時都可以拿起書本，專注的讀上半個小時。我除了在床頭、書房放滿了各式有趣的書籍之外，客廳也放了一臺CD音響，及許許多多的有聲書。有時候，他們比我早起，醒來就自己到客廳播放有聲書，開始晨讀。兩兄弟擠在一起聽故事的畫面，讓我感到格外窩心。在家中營造良好的閱讀環境，書籍垂手可得，孩子便能隨時隨地練習專注，學習靜心。

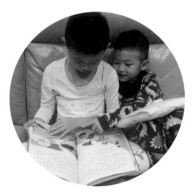

善用有聲書，讓孩子自行習慣從
閱讀開始，展開美好的一天。

　　睡前親子共讀，對我而言是一天中最不想錯過的時光，更是兩個寶貝
最喜愛、最珍惜的小確幸。每天洗完澡，他們就會到床上等我或爸爸念故
事，這是愛的存款重要的機會。孩子無論日常發生什麼事，只要可以依偎
在爸爸、媽媽身邊，一起念故事、一起讀經，就能充分感覺到父母的愛。
他們知道，即使有時候爸爸、媽媽生氣罵人或做出處罰，只是因為行為的
單一事件，我們的愛一天也不會減少。

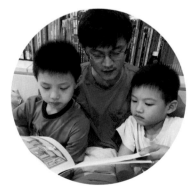

睡前親子共讀，是愛的存款重要的機會。

　　孩子讀經也有莫大的益處，楊定一博士曾在著作中多次提到，讀經是非常適合孩子的一種靜心練習。他在美國針對兒童腦波變化做研究時發現，當孩子朗讀古文時，腦波的狀態與靜坐冥想相似，由 β 波轉為緩慢的 α 波（由精神緊張、較為焦慮的意識狀態，轉為較為放鬆、直覺的橋樑意識）。研究也發現，讀經的孩子，身心變得更安定、注意力更集中、學習能力也更好了。幼兒階段可以從《唐詩三百首》開始讀起，每天讀相同的幾首，指著字念，一段時間再改念其他經典，如《弟子規》、《三字經》，年紀稍長可以讀《四書》、《易經》、《道德經》等等。讀聖賢書，學習古人的智慧，不但達到靜心效果，更能將正面價值觀及待人處事之道，深植孩子心中，未來當孩子面臨生命的逆境及誘惑時，必定能做出正確的選擇。

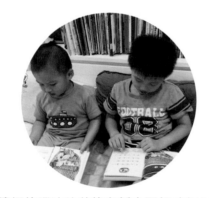

讀經使腦波的狀態與靜坐冥想時相似。

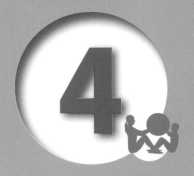

# PART

# 4

# 親子
# 瑜伽遊戲

想像力+活動力
孩子就是天生的瑜伽高手

## 第一章

# 十分鐘玩出健康好體態

在Part 4，特別編排了適合爸爸、媽媽陪孩子一起做的親子瑜伽遊戲。這些遊戲一方面激發孩子的想像力和創造力，一方面藉由模仿生活周遭常見的動植物，引發孩子的興趣及共鳴，使孩子專注在動作的樂趣上，而忘了鍛鍊的疲勞感。

坐式生活型態的現代人，不僅大人，就連小孩也經常出現不良體態，最常見的就是駝背問題（如下圖二）、腰部過度伸張（如下圖三），以及脊椎側彎（如下圖四）等問題，脊椎排列不正確，會導致氣血流通不順暢而身體酸痛不適，使得日常生活的活力降低，且容易生病，更會影響身高發育。

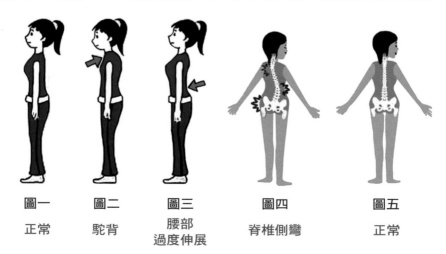

| 圖一 | 圖二 | 圖三 | 圖四 | 圖五 |
|------|------|------|------|------|
| 正常 | 駝背 | 腰部過度伸展 | 脊椎側彎 | 正常 |

鍛鍊核心肌群和增加身體柔軟度，能將脊椎排列調整回到理想體態（如左頁圖一的正確站姿及左頁圖五的正常脊椎排列）。

在練習每一個動作之前，爸爸、媽媽可以先跟孩子討論，即將模仿對象的特徵，讓孩子自由發想，再帶著孩子試試身手。無論我在家中陪著孩子玩，或在班級課堂上進行這類的體操教學，孩子都展現高度的熱情及參與感。

在介紹每一個動作時，我都會拋出1–3個問題，可供爸爸、媽媽為孩子做動作前的引導，同時也提供了一些參考答案。不過，孩子們天馬行空的想法，通常要比大人們預想的，都來得更具創意。親子腦力激盪的火花，是最有趣的部分。書中所介紹的動作，好幾個都是從與孩子一起活動的過程中，發想出來的！

除此之外，許多動作是由瑜伽的基本式改編而來，設計成適合孩子的動作，例如大象走路，是下犬式的變化式；划船和不倒翁，都是船式的變化式；跑跑小花豹，是平板式的變化式；花豹找獵物，是貓式的變化式。這些變化式不但讓孩子玩得開心，更能達到和一般瑜伽動作相同的效果，如肌力、平衡、柔軟度的訓練。除此之外，動態的練習還能促進孩子的協調性和敏捷性。

孩子是天生的瑜伽高手，別讓肌肉力量及柔軟度隨著年齡增長退化了。

## 第二章

# 親子遊戲篇：模仿瑜伽

## 毛蟲走路

### 動作前的引導

① **家長：**毛蟲的身體是什麼形狀呢？有沒有腳？

　**孩子：**是長長直直的，沒有腳不會走路。

② **家長：**毛蟲是怎麼前進的呢？

　**孩子：**（大一點的孩子，可能會回答「蠕動」；小一點的孩子，可以引導他們
　　　　　說出「身體伸得長長的，再縮得短短的」。）

### 動作特徵

　　我們在學毛蟲走路的時候，記得把身體伸到最長，再縮到短，慢慢
往前蠕動。毛毛蟲總是很有耐心的、很緩慢的往前爬喔！

### 動作步驟

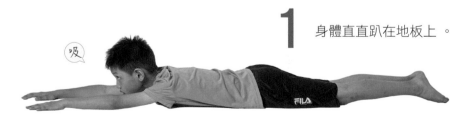

**1** 身體直直趴在地板上。

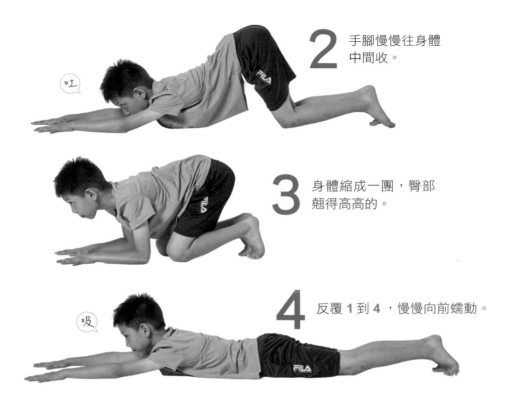

2 手腳慢慢往身體中間收。

吐

3 身體縮成一團，臀部翹得高高的。

4 反覆 1 到 4 ，慢慢向前蠕動。

吸

## 動作功效

　　蠕動的過程，一屈一伸之間，身體極度延展和收縮，需要很多腹肌的力量，同時也訓練了孩子的協調性，與身體控制的能力。經常伸展拉長身體，能促進脊椎健康，避免駝背，幫助長高。

## 注意事項

　　有時孩子一興奮，會想爬得很快，因而沒有做到最長和最短的反差動作。我們可以提醒孩子，毛蟲的動作是很慢的，鼓勵孩子身體要盡力伸到最長，再縮到最短，慢慢前進。如果爬得很急、很快的話，就不像毛蟲囉！

## 大象走路

### 動作前的引導

① **家長：** 大象的腿是什麼樣子呢？走路快不快？

**孩子：** 粗粗短短，走不快。

② **家長：** 大象走不快是什麼原因呢？

**孩子：** 因為腿太粗太短，膝蓋很難彎曲，沒辦法像人類，或是豹、老虎這些動物一樣，能自如的彎曲膝蓋。

### 動作特徵

我們要把手和腳繃得直直的，像大象一樣又慢、又重的往前走。（也可以搭配發出「砰！砰！砰！」的聲音，營造沉重步伐的感覺。）

### 動作步驟

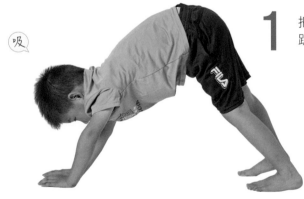

吸

**1** 把腳和手都伸得長長直直的趴在地上，臀部翹高。

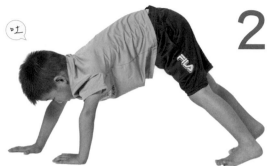

吐

**2** 手和腳都不彎曲的
情況下，往前走。

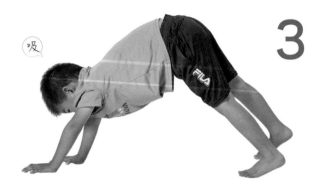

吸

**3** 反覆 **1** 到 **2**，來回走動。

## 動作功效

　　當手和腳都繃直走路時，需要用到許多腹肌的力量，自然而然會鍛
鍊到核心肌群。同時，手臂和腿部的肌肉也能得到訓練。

### 注意事項

　　手、腳真正繃直，才能啟動核心肌群來參與動作。有時候，孩子會
因為玩得興奮而走得很快，手和腳都彎曲了。此時，爸爸、媽媽可以重
複提醒動作特徵，確實做好每一步驟，才有最好的效果。

# 桌子走路

## 動作前的引導

① **家長**：桌子的功用是什麼呢？有什麼特徵呢？

   **孩子**：桌子可以用來放東西，所以會有平平的面。

② **家長**：身體的哪個部位，可以做成平平的面呢？我們可以怎麼用身
   體模仿桌子呢？

   **孩子**：肚子可以做出平平的面。

## 動作特徵

　　孩子可以自由發想，做出心目中桌子的形象。或許，孩子也會使用
背部當作桌面，我們可以表達讚美，並問問有沒有其他的方法。等到孩
子做出如 1 的動作時，可以回應：「嗯～這個桌子好平喔！看看能不能
放個東西。」此時，孩子會努力把臀部推高，做出更平的桌面。引導孩
子想像，自己準備用桌子端一杯水往前走，別讓這杯水灑出來喔！

## 動作步驟

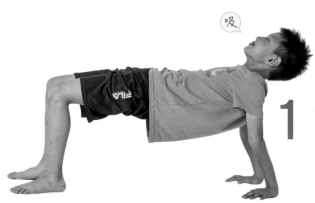

將肚子和臀部頂得高高平平
的，像一個桌子一樣。
可以在肚子上放一個簡單的
物品，增加動作的趣味。

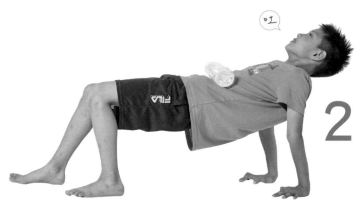

吐

**2** 手和腳一起往前走，不讓物品掉落。之後再嘗試來回走動。

## 動作功效

　　這個動作需要靠著臀部肌肉的力量將身體挺起，也需要腹部的肌肉力量來保持穩定，往前走時，更需使用手臂和腿部的肌力，是一個能鍛鍊全身肌肉的動作。同時，肩關節的柔軟度也得以強化。

**注意事項**

　　身體避免往下垮，否則會造成肩關節壓力過大，並且失去訓練肌力的效果。我們可以提醒孩子：桌子不能垮喔！否則你桌子上的水會打翻！

　　或者告訴孩子：我們是模仿桌子，而不是模仿吊橋。桌子是平平的，吊橋才會彎彎曲曲的，身體要是垮下去，就變成吊橋囉！

# 龍舟向前行

## 動作前的引導

①**家長：** 現在，我們要變成一艘龍舟。龍舟是什麼做的？龍舟的船身
是硬硬的，還是軟軟的？

**孩子：** 龍舟是木頭做的，非常的硬。

②**家長：** 龍舟要靠什麼前進？

**孩子：** 大家一起用船槳來划船。

## 動作特徵

我們要把身體繃得直直、硬硬的，然後試著用手當船槳，划動船槳
讓龍舟往前進，努力的抬頭挺胸向前划。

## 動作步驟

**1** 坐在地上，腿部向前
微彎，雙手向前平
舉，背挺直不駝背。

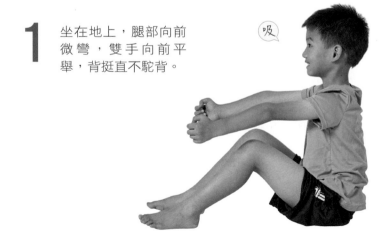

吸

138

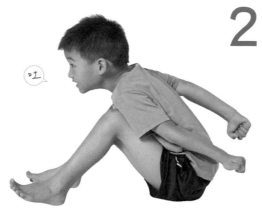

**2** 手往後擺時，身體
同時往前帶動。

**3** 重複 **1** 和 **2** ，連續划動往前進。如果家中有兩個以上的孩
子，也可以競速比賽，或者一前、一後一起滑，就像真的
在划龍舟一樣。爸爸、媽媽也可以當孩子的龍舟隊友。

### 動作功效

　　這個動作在前進時，需要很大的腹肌力量，做完後如果肚子痠痠
的，代表姿勢正確。

### 注意事項

　　有時候，孩子累了會用手掌幫忙撐地。要提醒孩子，手不碰地，才
能達到訓練效果。

# 不倒翁

**動作前的引導**

① **家長：**不倒翁有什麼特徵？

　**孩子：**有點圓圓的，又有點像三角型，下面重、上面輕。

② **家長：**我們的身體要怎麼模仿不倒翁？

　**孩子：**（可以讓孩子先自由發想，自在的在地上滾動。然後，再讓孩子看書，或由家長來示範書中所介紹的姿式。）

**動作特徵**

　　不倒翁倒了之後，又能勇敢的再滾回來。為了跟不倒翁一樣，身體必須做成三角形的樣子，背也要有圓圓的幅度，才能順利來回旋轉滾動。

**動作步驟**

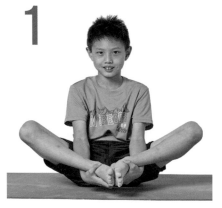

雙腳腳底碰腳底，雙手抓住兩腳的腳踝，保持穩定後，讓雙腳離開地面。

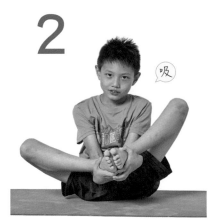

左右擺動身體二次。

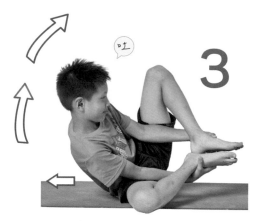

往右側擺時，順勢往右倒，再順著
動力往後繞圈，回到 **1**。

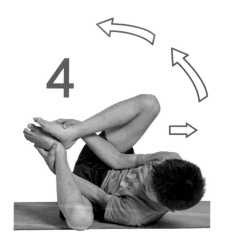

往右滾一下、往左滾一下，反覆三次。

## 動作功效

　　從 **1** 開始，要順利的讓雙腳騰空保持平衡，就必須啟動核心肌群。
往左右倒，再滾回來原來的位置，就更加需要腹肌的力量。孩子都很愛
翻滾，這個翻滾動作能一邊玩得歡樂，同時有效的鍛鍊腹部的肌力！

### 注意事項

★ 這個動作因為背部必須著地，所以需在軟墊上或地毯上進行，避免
　 受傷。

★ 不倒翁需要身體保持硬梆梆的狀態，才能順利滾動。 如果手和腳分
　 開了或身體軟趴趴，就無法滾回原來的位置。

# 大樹長高高

## 動作前的引導

① **家長：**樹是什麼樣子？要怎麼用身體表現出來？

**孩子：**有的樹長得瘦瘦高高，有的樹也會歪歪斜斜，有各種不同的造型。（孩子可以先試著創作，自己發想的樹的造型。）

② **家長：**如果樹要長到最高，怎麼長比較好？

**孩子：**直直往上長，可以長得最高。

## 動作特徵

我們要想像，自己是一棵努力往上長高的樹，不要歪歪斜斜的，也不要被風吹得東倒西歪，要當一棵很強壯的樹。

## 動作步驟

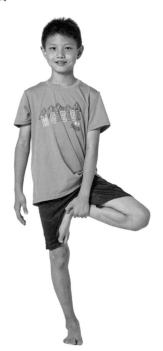

**1** 先將左腳抬起，讓腳掌貼住右腳的大腿內側，左膝蓋儘量朝向外側。初學者或較小的孩子，腳掌可以先貼在小腿上，比較容易平衡。如果膝蓋無法朝外也不必勉強，先以保持平衡為主要目標。

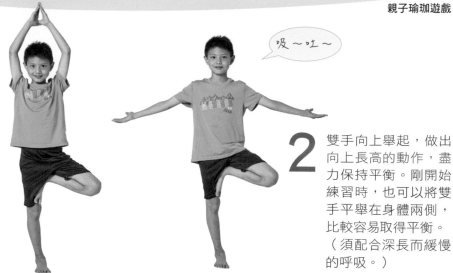

吸～吐～

2 雙手向上舉起，做出
向上長高的動作，盡
力保持平衡。剛開始
練習時，也可以將雙
手平舉在身體兩側，
比較容易取得平衡。
（須配合深長而緩慢
的呼吸。）

## 動作功效

① 經常想像自己的脊椎向上長高，並練習拉長脊椎，能非常有效的幫助
脊椎發展，讓脊椎排列良好，避免駝背，改善各種脊椎的問題。

② 這是一個訓練平衡感的好動作。剛開始練習時，難免容易東搖西
晃。不過沒關係，在搖晃的過程中，孩子會努力的找到平衡，腿部
內外側的肌肉會彼此協調，逐漸趨於平衡。如此一來，便能改善O
型腿或X型腿等問題。

③ 這個動作很簡單，平衡動作對核心肌群的鍛鍊也非常有效。

## 注意事項

★ 孩子在練習這個動作時，常常會因為不平衡，而開始到處彈跳。這時候，
我們可以提醒孩子保持平衡，要成為一棵穩定的樹，而不是跳跳樹。

★ 在平衡的動作中，呼吸是很重要的一環。我們可以引導孩子深吸、深吐的
技巧，將靜心練習中所介紹的呼吸法融入進來。運動中的呼吸法剛開始可
以是吸五秒、吐五秒，指導語是「吸–2345、吐–2345」。可以從三次呼
吸開始挑戰起，練習一段時間後，再逐漸增加呼吸的秒數及次數。

★ 雙手向上舉起時不可聳肩，因為聳肩會使得肩膀的肌肉僵硬。所以，要提
醒孩子養成舉手但不提肩的習慣，避免引發肩頸部痠痛。

# 青蛙向前跳

## 動作前的引導

① **家長**：青蛙通常是什麼姿勢？我們可以怎麼模仿青蛙？

**孩子**：四隻腿都趴在地上，腿開開的。

② **家長**：青蛙怎麼跳？

**孩子**：（孩子可以自由發想自己的跳法。）

## 動作特徵

我們要讓這隻青蛙的前腿和後腿，分開來跳。手（前腿）往前撲，腳（後腿）再跳高高跟上來，這樣會更像一隻真正的青蛙！

## 動作步驟

**1** 像青蛙一樣，把四條腿撐在地上，膝蓋儘量張開朝外。

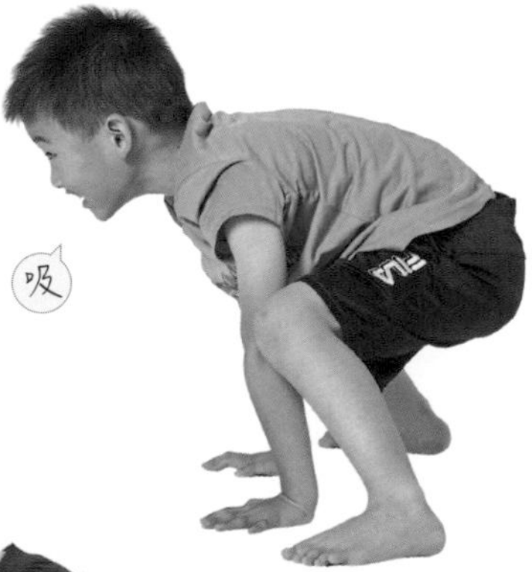

吸

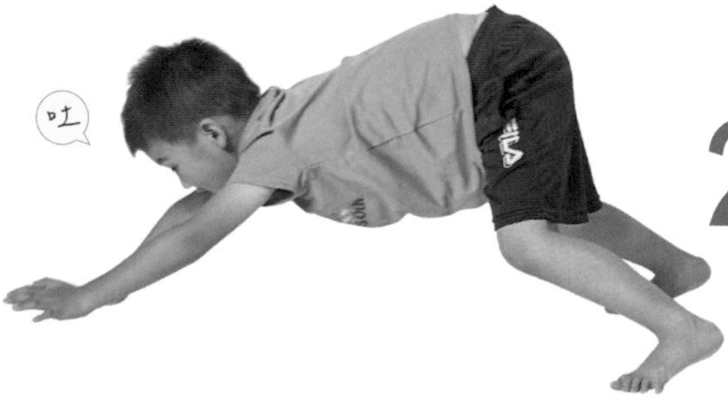

吐

**2** 手盡力伸到最遠處，支撐地面。

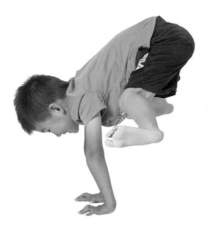

**3** 接著，雙腳馬上躍起，
往前跟上來。
回到 **1** 的姿勢，連續反
覆往前跳躍。

動作功效

① 向前跳躍的過程，手和腳輪流支撐全身的重量，能鍛鍊手臂和腿部
的大肌肉。

② 飛躍而起時，核心肌群也扮演很重要的角色，來保持整體動作的平
衡。肌力和平衡感能同時獲得強化。

③ 連續跳躍需要高度的手、眼、身體的協調性和敏捷性。經常練習，
可幫助孩子提升反應能力，減少跌倒受傷的可能性。

**注意事項**

我們可以從旁協助下指導語「手～腳～手～腳」，提醒孩子手、腳
分開操作。傳統的青蛙跳全靠雙腳跳躍，太多力量壓迫在膝關節上，而
且多半靠大腿的力量躍起，所以會有運動傷害的疑慮。手、腳分開操作
的方式，不僅使力量分散在手和腳，躍起時也非常需要腹肌的力量來維
持穩定，既好玩又安全，是全身性且全方位的鍛鍊方法。

# 鱷魚找獵物

**動作前的引導**

① **家長**：鱷魚住在哪裡？

　**孩子**：鱷魚住在沼澤裡。

② **家長**：沼澤的水是深，還是淺？

　**孩子**：淺淺的。

③ **家長**：因為沼澤的水很淺，當鱷魚要找獵物的時候，必須怎麼樣呢？

　**孩子**：鱷魚發現獵物的時後必須趴得低低的，悄悄前進，不然很容易被獵物發現。

**動作特徵**

　　沼澤的水很淺，鱷魚躲在水裡，看到獵物後，會趴得低低的，靜悄悄的接近獵物。所以，我們在學鱷魚走路時，也要保持低低平平的，小心前進！

**動作步驟**

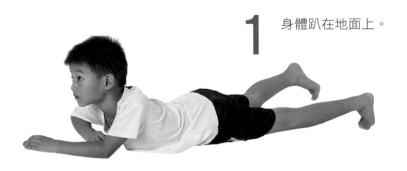

1　身體趴在地面上。

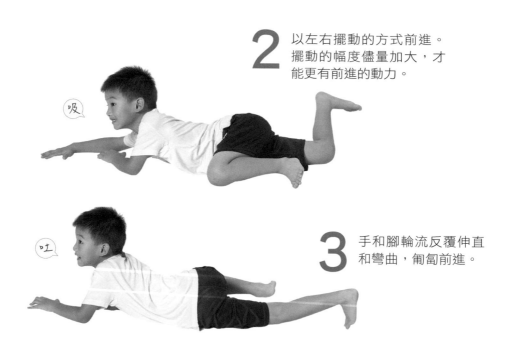

**2** 以左右擺動的方式前進。擺動的幅度儘量加大，才能更有前進的動力。

吸

吐

**3** 手和腳輪流反覆伸直和彎曲，匍匐前進。

動作功效

① 訓練孩子大腿、大手臂，以及腹肌的力量，促進大肌肉發展。

② 能有效提升手和腳的協調能力。

**注意事項**

　　有時候，孩子會為了求快而身體離開地面，變成以跪姿前進。此時，爸爸、媽媽可提醒孩子，肚子必須貼地前進。要是動作太高，鱷魚會浮出水面，嚇跑獵物！持續以情境模擬的方式來提醒孩子，把動作確實做對，能確保運動過程，安全又有效果。

## 跑跑小花豹

**動作前的引導**

① **家長：**花豹給你的印象是什麼？牠的動作又給你什麼印象？

**孩子：**很美麗、很兇猛、身體有斑點；跑得很快、動作很敏捷。

② **家長：**花豹跑步的時候，身體的姿態是高高的，還是低低的？

**孩子：**花豹跑步的時候身體（重心）會壓低，所以可以跑得很快。

**動作特徵**

　　我們要模仿花豹奔跑的動作，但是我們只需要在原地跑，記得身體
要保持低姿態。

**動作步驟**

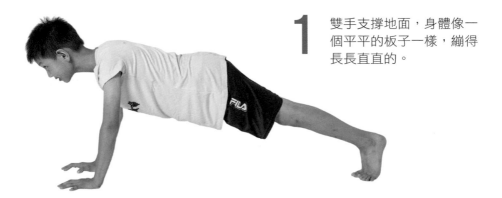

**1** 雙手支撐地面，身體像一
個平平的板子一樣，繃得
長長直直的。

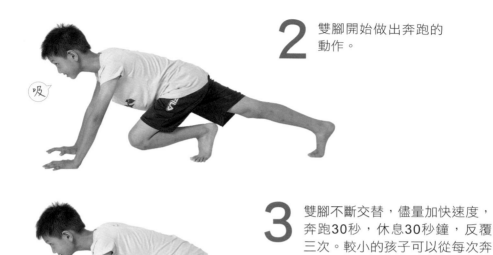

2 雙腳開始做出奔跑的
動作。

吸

3 雙腳不斷交替，儘量加快速度，
奔跑30秒，休息30秒鐘，反覆
三次。較小的孩子可以從每次奔
跑10秒開始練習。（須配合規
律而有節奏的呼吸）

吐

## 動作功效

① 這個動作能有效鍛鍊孩子的核心肌群、手部，和腿部的肌力。

② 雙腳交替奔跑的過程中，能促進協調性和敏捷性。

### 注意事項

★ 支撐地面時，雙手手肘必須微微彎曲，繃得太直，會造成肘關節的
壓力，增加運動傷害的風險。

★ 從 1 開始，身體就要繃得平平、直直的，像一塊板子一樣，避免臀
部和身體往下垮，造成腰部的壓力。動作過程中，身體也要儘量保
持穩定不搖晃。

# 花豹找獵物

**動作前的引導**

① **家長：**（可延續上一個動作的討論話題）花豹發現獵物的時候，會怎麼
樣呢？

**孩子：**花豹剛開始發現獵物，不會馬上奔跑追趕獵物，牠會先悄
悄、慢慢的接近獵物，等到距離夠近了，才開始加速前進。

② **家長：**現在，花豹在草叢裡發現了獵物，為了不要讓獵物發現，花
豹的身體必須怎麼樣？

**孩子：**壓得低低的，躲在草叢裡移動。

**動作特徵**

　　我們要模仿花豹在草叢裡悄悄的接近獵物，所以身體要壓得很低、
很低。

**動作步驟**

**1** 以貓式的動作趴在地
面上，大腿垂直地
面，上背放鬆向下，
貼近地面。

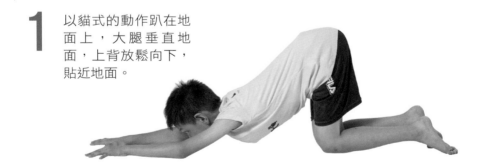

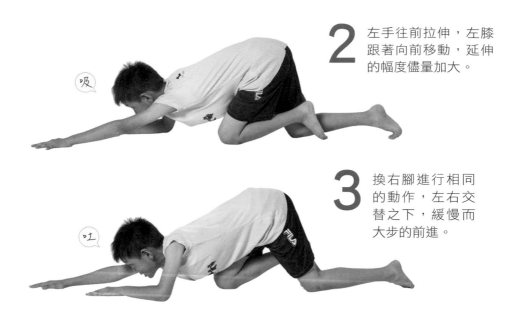

2 左手往前拉伸，左膝跟著向前移動，延伸的幅度儘量加大。

吸

3 換右腳進行相同的動作，左右交替之下，緩慢而大步的前進。

吐

## 動作功效

① 這個動作是由瑜伽體位法中的貓式變化而來，主要能伸展放鬆肩、頸，和背部，調整改善駝背的問題。

② 往前移動的過程中，背部會不斷扭動，可以持續伸展活動脊椎兩側的背部肌肉，有效促進脊椎的柔軟度。

## 注意事項

　　若要得到良好的伸展效果，一定要先引導孩子做出貓式的動作，也就是身體儘量壓低，接近地面，臀部保持跪姿的高度，使得背部有向下凹陷的感覺，整個背部就能獲得深度的伸展。

## 第三章

# 親子遊戲篇：肌力鍛鍊

## 搖籃搖搖

**動作前的引導**

① **家長：**搖籃是什麼形狀？

　**孩子：**底部圓圓的，可以在地上搖。

② **家長：**身體的哪個部位，也能做成圓圓的形狀，在地上搖呢？

　**孩子：**背可以拱得圓圓的，就可以在地上搖。

**動作特徵**

　　媽媽和孩子一起合作當一個搖籃。孩子圓背往後躺的時候，媽媽往前；媽媽圓背往後躺時，孩子就往前，一前一後，輪流做出拱背的動作往後躺，看起來就像個一前一後搖晃的搖籃。

## 動作步驟

**1** 媽媽雙腳張開平踩地面，身體坐得直
直、挺挺的。孩子模仿媽媽的動作，雙
腿放在媽媽的腿中央，兩人牽著手。

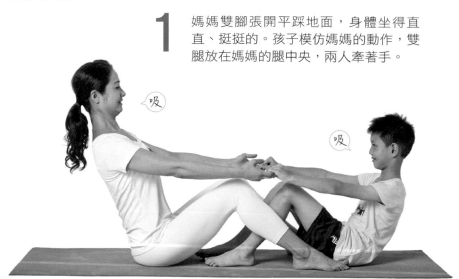

**2** 孩子的眼睛看著媽媽肚臍的位
置，身體捲曲，脊椎從最後一節
開始，慢慢貼近地面。

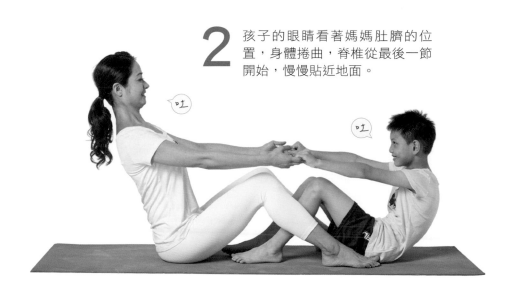

# 3

直到整個下背都貼到地面後，
再慢慢以倒帶的方式，逐漸捲
曲向上，回到 1。

吸～預備
吐～往上

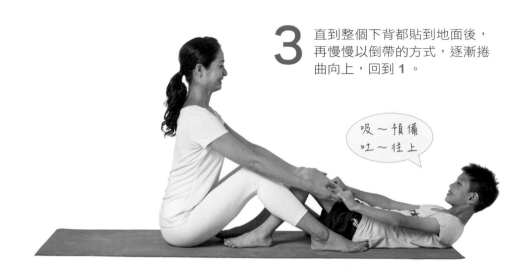

# 4

換媽媽的身體順勢捲曲，練
習相同的動作。兩人輪流做
動作，反覆5–10次。

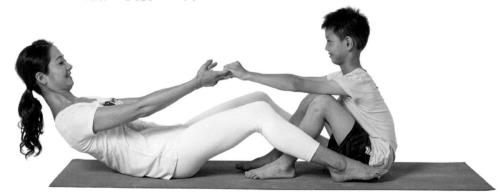

## 動作功效

　　捲曲脊椎，上、下移動的過程，能鍛鍊腹肌，比一般快速移動的仰臥起坐，更為安全有效。親子一起練習，不但達到運動效果，更能加深親子間的相互信任與情感。

### 注意事項

★ 動作過程中，脊椎保持柔軟，脊椎一節節捲上，再一節節捲下。有時候，脖子會不知不覺用力，要注意保持放鬆。

★ 孩子在捲起時，可能會有一些吃力，媽媽可以輕輕幫忙拉一下，但不要太過用力，以免孩子過於依賴手的力量，而失去了鍛鍊腹肌的效果。

★ 放慢動作的效果，比快速進行來得有效。所以，記得保持慢動作來搖動搖籃。

# 手傳球遊戲

## 動作前的引導

**家長：**平常我們都站著玩傳球遊戲，那坐著能不能玩？

**孩子：**（讓孩子自由發想，坐著傳接球的方法。）

## 動作要領

剛開始練習時，先以傳接球的方式來進行。多練習幾次後，穩定度提升，可以改為拋接，增加練習的趣味性和訓練強度。

## 動作步驟

**1** 坐姿和上一個動作相同，但兩人距離稍微遠一些。親子一起扶著一顆大球，或者由媽媽拿著一顆小球也可以。

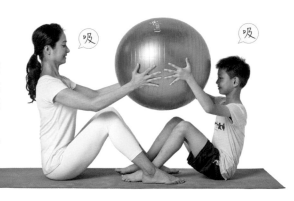

**2** 首先，由孩子接過這顆球，接到球後，身體向後傾約45度。

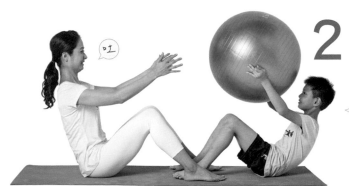

3 接著，馬上回正，將球傳給媽媽，媽媽
接到球後，一樣向後傾斜45度。
媽媽回正後，再將球傳給孩子，反覆步
驟1–3，來回傳接8–10次。

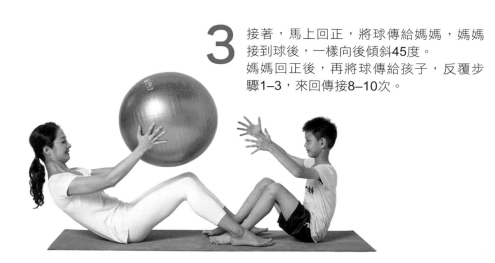

## 動作功效

　　此動作是上一個動作的進階動作，沒有和媽媽牽手互相協助，反而
需負擔一顆球的重量，身體傾斜一半後，又必須馬上回彈。看似簡單的
動作，卻需要強而有力的核心肌群力量，活動過程不但有趣，訓練肌力
的效果也非常好。

## 注意事項

★ 動作過程中，坐姿要盡可能保持穩定。也就是說，雙腳踩穩地面，
　臀部也要固定坐在相同位置，不可以任意移動或搖晃。

★ 肩膀必須保持放鬆下壓而穩定，手臂的位置固定不動，由身體的傾
　斜與回正來主導傳接，而不是用手部的力量來傳球或丟球。

# 腳傳球遊戲

## 動作前的引導

① **家長：**除了手可以玩傳接球遊戲之外，還有哪個身體部位，可以玩
   傳接球遊戲呢？

   **孩子：**腳也能傳接球。

② **家長：**腳的哪個部位來傳接球，比較容易呢？

   **孩子：**用腳掌夾球、用小腿夾球。

## 動作要領

　　上半身要保持穩定不動，肚子往上推高，不向下垮。腿部只需要做
小幅度的前、後伸縮動作即可，保持身體的穩定是最重要的喔！

## 動作步驟

1 媽媽先把球夾在兩個腳踝，或
小腿的中央（依球的大小不
同，夾球的方式可以稍做調
整，只要能較輕鬆的做到傳球
動作即可）。

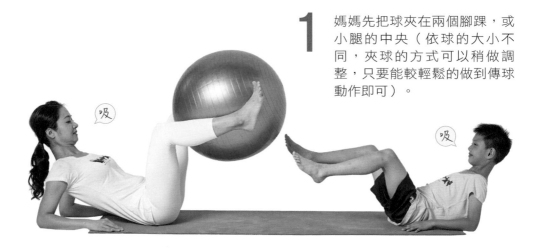

**2** 媽媽夾好球後，往後躺下，手臂彎曲將身體撐起，背部挺直拉長，不可駝背。

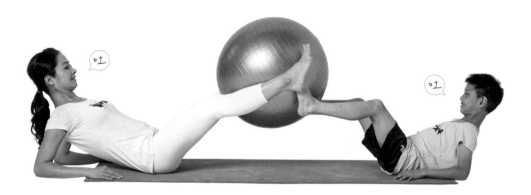

**3** 孩子模仿媽媽做相同動作，用腳把球接過來。孩子把球接到自己的腳踝中央，然後再慢慢把球傳給媽媽，來回傳接5–10次。（腳伸直時吸氣，腳收回時吐氣）

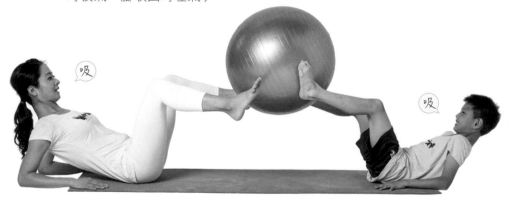

動作功效

①雙腳夾球時，可以有效鍛鍊到大腿前側和內側的肌肉力量。

②雙腳前後伸縮時，為了保持身體穩定，核心肌群（腹部、臀部和大腿的肌肉）必須啟動， 所以練習的時候肚子會很痠，代表訓練效果很好喔！

**注意事項**

★ 看似簡單的動作，其實做起來一點也不輕鬆。剛開始練習的次數可以少一點，也可以用躲避球大小的氣球來操作，減少負重，可使動作容易許多。經過一次次的練習，再循序漸進的增加傳球次數及球的重量。

★ 練習此動作時，一定要注意挺直背部。肩膀及背部向下垮，是常見的錯誤動作。一旦身體沒有挺直，便會失去腹部的支撐力量，力量則會壓迫在肩關節或背部，不但沒有訓練到腹肌，反而腰痠背痛，得不償失。

# 造飛機

## 動作前的引導

① **家長**：我們要變成一架在空中飛的飛機。想一想， 身體要如何做
  成飛機的樣子呢？

  **孩子**：（孩子先站著做動作，自由發想。）

② **家長**：嗯～看起來，這是一架很堅固，硬梆梆的飛機。身體可以再
  硬一點嗎？（媽媽可以摸摸孩子的身體，引導孩子做出挺直身體的動
  作。）

  **孩子**：可以啊！（家長引導孩子儘可能對此遊戲感興趣。）

③ **家長**：我們要開始讓飛機飛起來囉！

## 動作特徵

　　孩子還是小Baby時，很多爸爸、媽媽都會跟孩子玩這個遊戲，把孩子夾在腳中央搖來晃去，搭配唱著《造飛機》的歌曲，孩子就會超級開心。隨著孩子體型逐漸長大，還是經常吵著要玩造飛機。不過，孩子這麼大了，怎麼做呢？於是，我設計這個可以安全的飛，又可以鍛鍊核心肌群的動作，不僅孩子得到鍛鍊，對爸爸、媽媽的肌力來說，也是一大挑戰！

　　這個動作難度較高，需要先將其他動作練熟，增加肌肉力量與默契後，再挑戰這個動作。同時，建議從幼兒階段就開始玩，如此一來，負重是循序漸進的，做起來比較安心有把握。

## 動作步驟

1 媽媽屈膝平躺下來，孩子的手放在媽媽的膝蓋上。

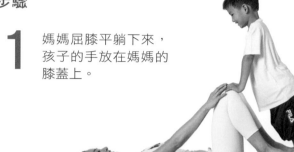

2 兩個人的手互握（先握好一隻手，找到平衡後再握另一隻手），兩人的手臂都必須繃直。媽媽的雙腳，分別支撐在孩子的髖關節兩側（骨盆的位置，有硬硬的骨頭的地方）。此時，媽媽的腳掌需呈外八，才能夠保持穩定。

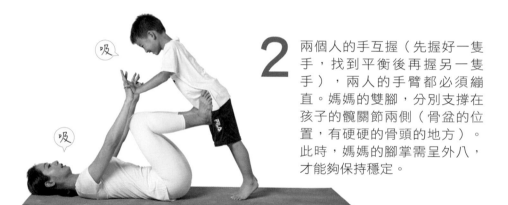

吸

吸

3 接著，媽媽將雙手移到孩子的肩關節處（腋窩的位置），同時腳往上推伸，把孩子撐起。此時，孩子必須把身體繃得很直、很硬，才能飛得起來。維持此動作，做5-10次平穩而深長的呼吸（兩人一起練習同步呼吸）。

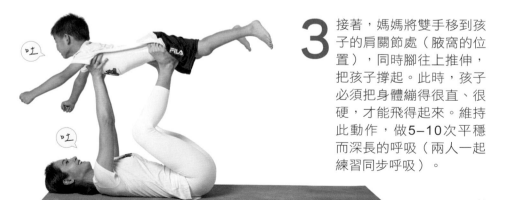

吐

吐

4 動作結束後，媽媽彎曲手臂和腿部，輕輕讓孩子降落在自己身上，兩人相擁休息。

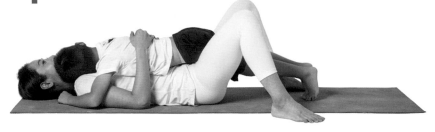

## 動作功效

① 這個動作對媽媽的腹肌，和腿部肌肉的力量，非常有挑戰性，陪孩子玩還能做負重訓練，達到增肌減脂的功效。

② 孩子繃緊身體，不但鍛練了全身的肌肉，也能增進平衡感。

### 注意事項

★ 請在較為寬敞的床鋪或軟墊上做此動作，頭部切勿接近床頭或牆壁，以防動作過程中失去平衡而跌落，不小心撞傷。

★ 媽媽的核心肌群以及大腿的肌力，要先透過其他動作來鍛鍊。有一定的力量後，才能穩穩的撐起孩子。

## 飛機起飛

**動作前的引導**

① **家長：**前一個動作是媽媽幫忙你飛起來，那你能不能自己試著變成一架飛機，飛飛看呢？

　　**孩子：**（孩子自由發想，做出飛機起飛的動作。）

② **家長：**飛機要怎麼樣才能飛得平穩，不會東搖西晃？

　　**孩子：**身體要繃得直直的，而且硬硬的。（引導孩子將身體表現成一架堅固的飛機。）

**動作特徵**

　　剛開始練習時，由媽媽幫忙拉著孩子的手，協助調整姿勢（脊椎需拉長，不駝背。可以微微把孩子的手往前拉，身體也會跟著自然拉直），同時也幫助平衡。練習幾次後，媽媽可以試著放手，讓孩子把雙手當成機翼，嘗試自己起飛。

## 動作步驟

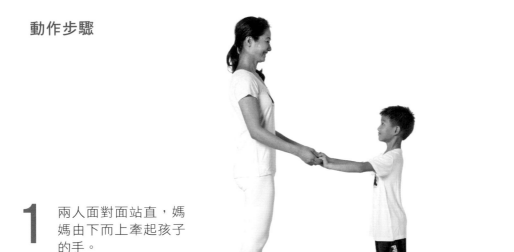

**1** 兩人面對面站直,媽
媽由下而上牽起孩子
的手。

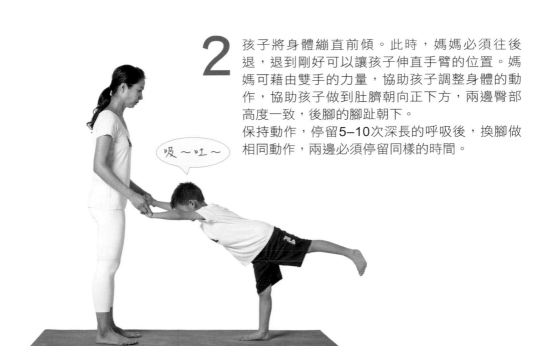

吸～吐～

**2** 孩子將身體繃直前傾。此時,媽媽必須往後
退,退到剛好可以讓孩子伸直手臂的位置。媽
媽可藉由雙手的力量,協助孩子調整身體的動
作,協助孩子做到肚臍朝向正下方,兩邊臀部
高度一致,後腳的腳趾朝下。
保持動作,停留5–10次深長的呼吸後,換腳做
相同動作,兩邊必須停留同樣的時間。

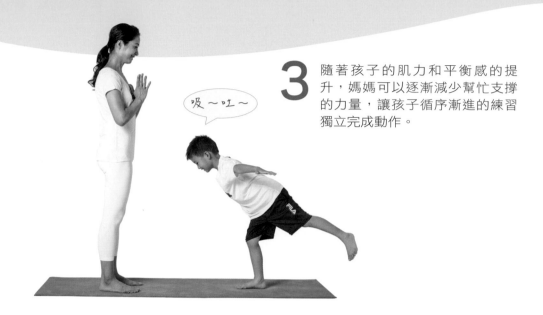

**3** 隨著孩子的肌力和平衡感的提升，媽媽可以逐漸減少幫忙支撐的力量，讓孩子循序漸進的練習獨立完成動作。

吸～吐～

### 動作功效

① 鍛鍊核心肌群的穩定度，以及全身肌肉的平衡和協調性。

② 在練習平衡動作時，若心情浮躁，呼吸不平順，是沒辦法做到的。為了使身體平衡，孩子必須練習把呼吸和情緒都穩定下來，專注在自己的呼吸和動作上。經常練習平衡動作，孩子便能漸漸把專注的技巧，內化到生活中。

---

### 注意事項

★ 待孩子身體動作完成後，媽媽可以試著一點一點放手（手仍留在原處，只是稍稍離開。若孩子重心不穩時，可隨時幫忙找回穩定），讓孩子練習用自己身體的肌肉力量去找到平衡。

★ 沉穩而平順的呼吸，是平衡很重要的關鍵。媽媽可以在動作的過程下呼吸指導語，吸～123、吐～123，連續5–10次，可有效幫助孩子掌握呼吸的節奏。

# 烏龜烏龜翹

## 動作前的引導

① **家長：**（爸爸、媽媽可先介紹《烏龜烏龜翹》遊戲的規則：五根手指平放，輪流説「烏龜烏龜翹」，説到「翹」這個字的時候，五根手指中的一根手指往上翹。若對手跟發令的人翹起同一根手指，對手就輸了。兩人輪流發令，直到分出勝負。）

② **家長：**我們要用身體的四肢來玩《烏龜烏龜翹》的遊戲，遊戲規則相同，只是運用的身體部位不同。

## 動作特徵

　　烏龜身上有殼，身體硬梆梆不能動，只有四肢和頭部可以動。所以，我們在遊戲的過程中，身體也要儘量保持不動！

## 動作步驟

**1** 親子兩人面對面，呈四足跪姿。（四足跪姿是讓身體呈一個ㄇ字型，手和大腿皆垂直地面，雙手和雙腳張開，與肩同寬。）

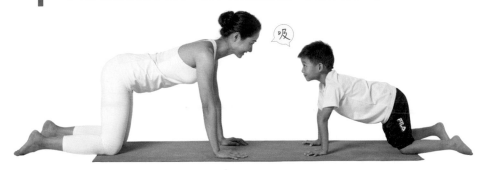

**2** 兩人輪流喊「烏龜烏龜翹」，然後向前伸直一隻手，或向後伸直一隻腳。對方若跟喊的人伸出同一隻腳，或同一隻手就輸了！若沒猜中，遊戲就持續進行，直到分出勝負。（預備時吸氣，做動作時吐氣）

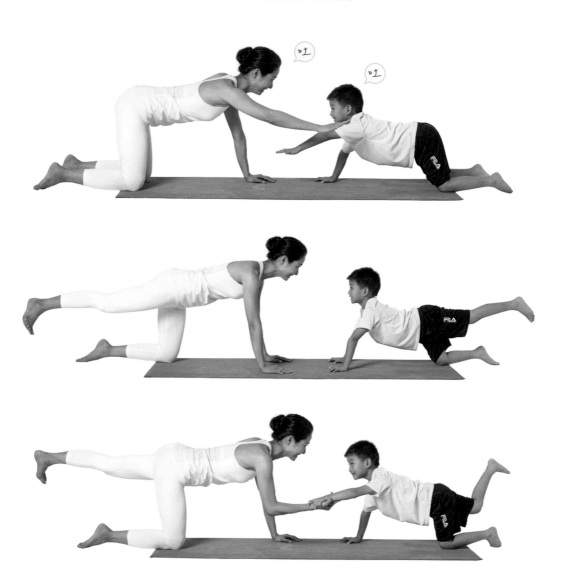

動作功效

① 在遊戲進行中，很自然的訓練到腹部、手臂、腿部的大肌肉群，對孩子們的成長發育，有很大的幫助。

② 這個遊戲可提升孩子的手、眼協調能力，並增進平衡感及反應靈敏度，不僅鍛鍊體能，更促進腦部發展。

## 注意事項

★ 做四足跪姿時，脊椎須保持中立排列，也就是把背部拉得長長、直直。腰部要注意，不可以向下陷，背部也不可拱起。整個軀幹，以及伸出去的手和腳，都必須繃直，如此核心肌群才能被啟動，達到鍛鍊的效果。若身體垮下來或手腳彎曲，會失去平衡及穩定度！

★ 手臂支撐地面時，肘關節記得微微彎曲，保持彈性，以免肘關節承受過多的壓力，增加運動傷害的風險。

## 第四章

# 親子拉拉筋：柔軟度練習

　　現代的孩子，和大人一樣天天處於坐式生活型態中，身體的柔軟度，從中年級起，就有退化的現象，逐漸變得僵硬。可別小看身體僵硬帶來的危害！身體僵硬，意味著氣血循環緩慢、不順暢，人就容易精神不濟、活力減退，對學習提不起勁來，同時也比較容易生病。

　　良好的氣血循環，就好像流動順暢的溪流，潔淨的溪水可以暢行無阻；不良的氣血循環，就好像溪流裡，有許多淤泥和碎石，使得水的流動處處受到阻礙，而流動緩慢。拉筋伸展的柔軟度運動，能促進氣血循環，讓人每天精神抖擻、充滿活力。一個禮拜只要有2-3次深度伸展的活動，就可以有效提升，並維持良好的柔軟度。

　　接下來所介紹的動作，親子一起拉拉筋，同步呼吸、同步放鬆，不僅協助鍛練彼此的柔軟度，也能使感情更加溫。

## 小叮嚀

　　在做拉筋動作前，一定要先做3–5個前面介紹過的鍛鍊肌肉力量的動作，使身體先熱起來，血液循環活絡起來，再開始做拉筋操，避免在沒有任何暖身的情況下進行。假日若陪孩子到戶外騎單車，或從事其他運動過後，已經達到暖身的效果，便可以直接選幾個動作和孩子一起拉拉筋。運動過後，是拉筋最棒的時機。

　　拉筋動作過程中，**呼吸**是非常重要的關鍵。平緩順暢的呼吸能放鬆肌肉，減少拉筋時的痠緊感。千萬不可以憋氣，或急促的呼吸！不順暢的呼吸，會使肌肉僵硬，做起動作來會感到痠痛吃力。家長在動作中，可以提醒自己放慢呼吸速度，隨著自己的呼吸，同步下指導語給孩子，鼓勵孩子跟自己用同樣的速度呼吸。下指導語的方式可以是慢慢的數**吸～123、吐123……，吸～123、吐123……**。經過幾次的練習後，可以進步到**吸～12345、吐12345……，吸～12345、吐12345……**。每一個動作停留的時間，約是5–10次規律而深長的呼吸約20–30秒。停留的時間，可以隨著柔軟度和呼吸的進步，慢慢增加。記得，親子一定要同步呼吸。

# 小草兩邊倒

## 動作前的引導

**家長：** 我們一起手牽手，做出一株長高高的小草。

**家長：** 這時候，如果有風吹過來，小草會如何？

**孩子：** 被吹得歪歪、斜斜的。（孩子自由發想，身體傾斜的動作）

## 動作特徵

即使風很強、很大，小草還是會努力的挺直，怎麼樣也吹不倒。所以，我們在模仿小草時，雖然身體傾斜，還是要持續抬頭挺胸，做出往上拉長，長高的感覺。

## 動作步驟

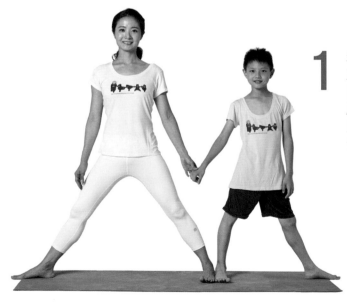

**1** 親子兩人手牽手站直，雙腳張開約肩膀的兩倍寬，兩人內側腳的腳掌外側，互相貼在一起。吸一口氣預備。

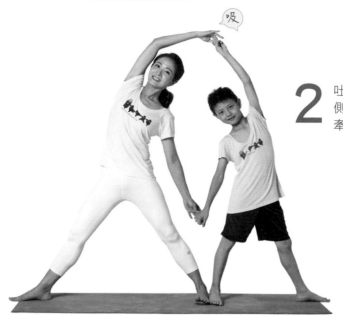

**2** 吐氣的時候，兩人的外側手臂同時舉起，可以牽起彼此的外側手。

**3** 吐氣時，兩人的外側膝蓋同時往外彎曲，使得身體側面被拉長伸展。保持深長而緩慢的呼吸5–10次，換邊做相同動作，停留一樣久的時間。

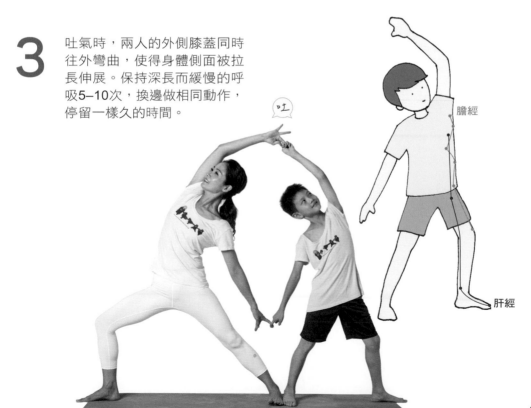

膽經

肝經

動作功效

① 這個動作能伸展身體外側的肝經和膽經，促進身體健康，放鬆身體肌肉，使人更有精神和活力。

② 鍛鍊身體外側的肌肉力量，包括腹外斜肌和手臂外側的肌肉，雕塑好體態。

③ 動作過程中，整個身體不斷練習拉長向上，可幫助孩子建立良好體態，促進長高。

**注意事項**

★ 動作過程中，脊椎須向上拉長，把背挺直，不彎腰駝背。想像背後有一面牆壁，兩個人的身體，都平貼在這面牆上。

★ 如果兩人的手無法順利牽在一起，媽媽可以拿一條毛巾向下垂，讓孩子可以拉著毛巾，兩人再藉由拉毛巾的方式，逐漸縮短手之間的距離。等到兩人的柔軟度慢慢進步，孩子的身高也日益增加，屆時自然就能牽到彼此的手！

# 旋轉螺絲釘

## 動作前的引導

① **家長：**螺絲釘的特色是什麼？

**孩子：**長長、直直的，很堅硬，而且可以旋轉。

② **家長：**我們的身體，能模仿螺絲釘旋轉嗎？

**孩子：**（孩子自由發想，做出動作。）

## 動作特徵

想像身體是一根長長、直直的螺絲釘，這根螺絲釘要向上旋轉。所以，我們要把脊椎向上拉直、拉長，然後向上轉到最緊，直到無法再繼續轉動。

## 動作步驟

**1** 親子背對背站直，兩人距離一小步。

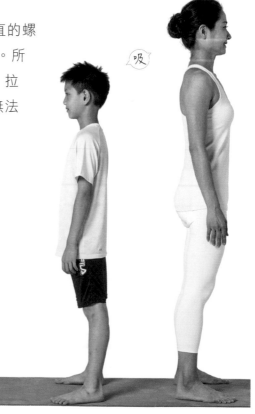

吸

175

**2** 吸一口氣，吐氣的時候，兩人一起拉直脊椎，往同一個方向旋轉，然後面對面，十指交握。兩人站的距離要剛剛好，可以自然的十指交握，若太擠或太遠，可以隨時微調。

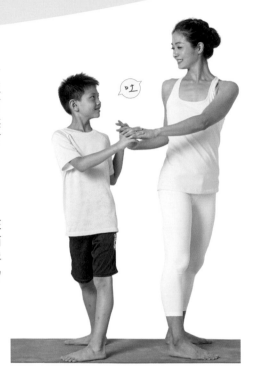

**3** 動作完成後，把注意力放在呼吸上，保持深長、規律而緩慢的呼吸，停留5–10次呼吸。換邊做相同動作，停留一樣的時間。

**動作功效**

① 這個動作是脊椎扭轉的動作，可以增進脊椎的柔軟度，幫助保持良好的體態。

② 放鬆背部肌肉，疏通背後的膀胱經，提振精神，舒緩壓力，促進身體健康，使整個人更清醒，更有活力。

---

**注意事項**

★ 整個動作的過程需注意抬頭挺胸，站得直挺挺的，想像自己是一根直直的螺絲釘，向上旋轉。如果駝背了，會變成彎彎的螺絲釘，就沒辦法順利旋轉！

★ 雙腳需站穩，腳趾朝向正前方。動作過程中，不可因為身體旋轉，雙腳也跟著一起移動。

## 大床彎彎

### 動作前的引導

**家長：**等一下，媽媽會變成彎彎的床，你可以躺上來！但是，你躺的時候要遵循媽媽的指示，慢慢的躺上來。（家長直接參考動作步驟，指導孩子安全的躺到自己的背上，也可以用書中圖示照片跟孩子說明。）

### 動作特徵

躺上彎彎的床，自己的身體也會變得彎彎的。這時候，全身都要保持放鬆，就好像真正躺在床上一樣，一點力氣也不用出。

### 動作步驟

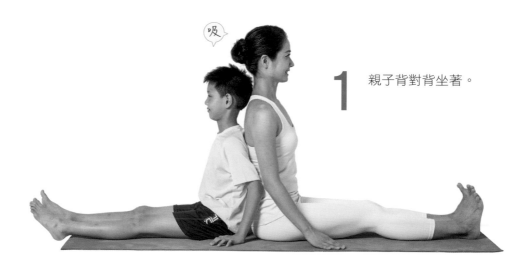

**1** 親子背對背坐著。

**2** 媽媽的身體向前彎，做出坐姿體前彎的動作。
孩子背部放鬆，貼在媽媽的背上，雙腳往上蹬
直，使身體慢慢往上滑。

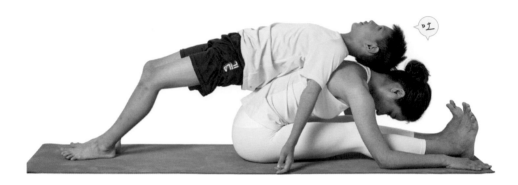

**3** 孩子繼續往上滑，直到脖子可以舒服的枕在媽
媽頭部的位置。兩人一起停留在這個姿勢，保
持緩慢而深長的呼吸5-10次。

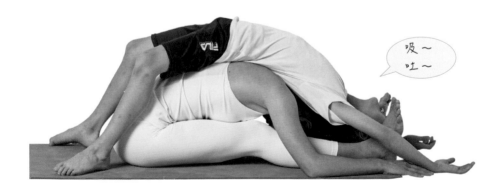

動作功效

① 對媽媽而言，坐姿體前彎的動作能伸展腿部後側，和整個背部的肌肉，減緩疲勞，增進柔軟度。同時，整個背後的膀胱經舒展開來，可使通體舒暢，達到強身保健的效果。孩子在背上的重量，有增加伸展幅度的效果，也能帶來彼此按摩紓壓的感覺。

② 對孩子而言，身體放鬆的躺在媽媽背上，使脊椎一節節舒展開來，能通經活絡，感覺到通體舒暢，同時增加脊椎柔軟度，保健脊椎，促進生長。

## 注意事項

★ 媽媽剛開始練習這個動作，可能會覺得腿後側或背部很僵硬，彎不下去，這是很正常的現象。此時，可以先把雙腿微微張開，膝蓋微微彎曲，動作就會比較容易完成，也比較放鬆。一定要注意不可以勉強自己，一旦過度勉強，呼吸會變得急促不順暢，也就失去伸展的效果了。呼吸的頻率會影響孩子，所以先把自己安頓在一個較能放鬆的姿勢，非常重要！

★ 孩子在動作的過程中，要專注在自己的呼吸上，真正完全放鬆的「攤」在媽媽背上。唯一要注意的是躺的位子，雙人瑜伽要像拼積木一樣，凹處對準對方的凸處，才會感到舒服。所以，孩子脖子必須放在媽媽的頭部，才不會骨頭碰骨頭而感覺到疼痛。

# 親子桌子式

## 動作前的引導

① **家長**：桌子有什麼特徵？

**孩子**：有平平的面，可以放東西在上面。

② **家長**：我們上次練習過用肚子來當桌面。還有什麼身體部位，可以用來當桌面呢？

**孩子**：背部可以當桌面。

③ **家長**：媽媽和你一起，用我們的背部組合一張長長的桌子。

## 動作特徵

親子兩人的背部連接成一張長桌。兩人的背必須拉長挺直，使背部像一個平坦的桌面。

## 動作步驟

**1** 親子面對面，挺直身體站立，雙腳張開約肩膀的兩倍寬。

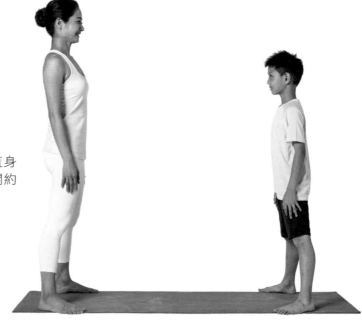

2 孩子的手先放在媽媽的肩上，
媽媽把孩子的手移動到自己肩
胛骨的位置。

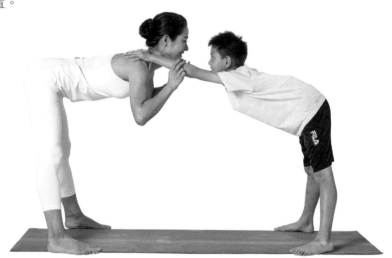

3 媽媽的手也放在孩子的肩
胛骨上。接著，媽媽退一
小步，退到兩人的手臂剛
好伸直，兩人的頭部不會
碰撞在一起的位置。

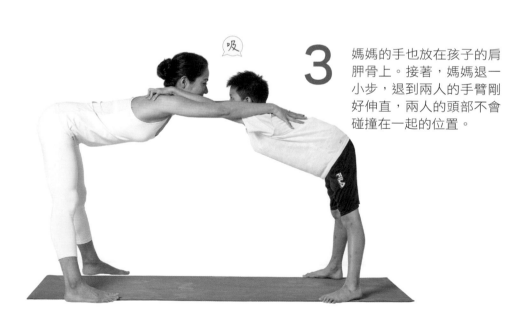

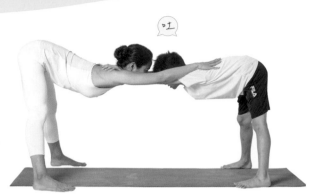

4 　兩人同時吸一口氣預備。吐氣時，身體一起往下壓，感覺背部有一點點凹陷下去的感覺。在這裡保持緩慢而深長的呼吸，停留5–10次深長的呼吸。

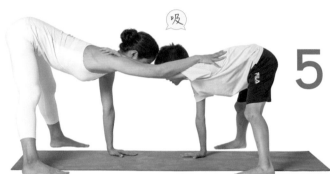

5 　還原動作是另外一個方向的伸展動作，也要按部就班練習。兩人先各將一邊的手放下。

6 　找回自己的重心後，再放下另一隻手，身體向下放鬆，感覺頭部的重量帶著脊椎往下伸展，拉長。停留在這個姿勢5–10次呼吸。

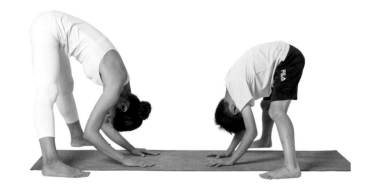

**7** 用捲曲脊椎的方式，慢慢的一節一節往上捲，回到站姿。

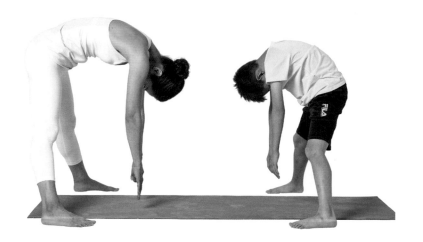

## 動作功效

① 這個動作是脊椎前後方向的伸展，能有效提升脊椎的彈性，維持脊椎應有的柔軟度。

② 能快速的舒壓解勞，放鬆肩頸和整個背部的緊繃感。

## 注意事項

動作進行到 **4** 時，一定要注意兩人的腿部必須垂直地面，就像一張長桌子，桌腳要垂直地面，重心才會穩固。媽媽必須先將距離調整到恰當而平穩的位置，才可開始做背部下壓的動作。

# 拉弓箭

**動作前的引導**

① **家長：**弓箭中的弓，有什麼特徵呢？

**孩子：**彎彎曲曲的。

② **家長：**身體哪個部位，可以模仿彎彎的弓呢？

**孩子：**（自由發想，做出動作。）

**動作特徵**

　　這個動作是瑜伽體位法中的「弓式」。孩子模仿彎彎的弓，媽媽則扮演弓箭手。媽媽一拉弓，孩子的身體就會像一把拉緊的弓，準備要把箭射擊出去。

**動作步驟**

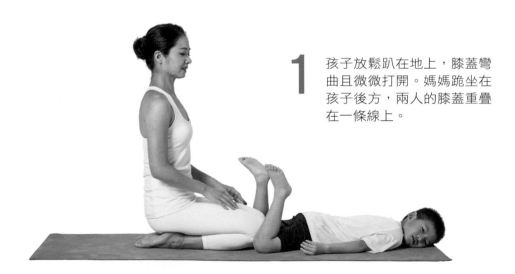

**1** 孩子放鬆趴在地上，膝蓋彎曲且微微打開。媽媽跪坐在孩子後方，兩人的膝蓋重疊在一條線上。

## 2

孩子的手由外而內，抓住自己的腳掌。媽媽的手由外而內，握住孩子的腳踝。

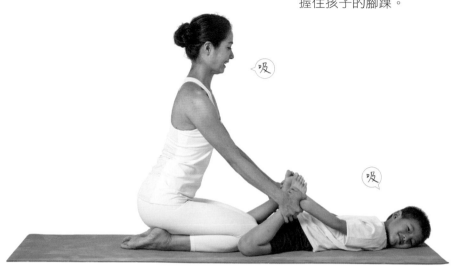

## 3

兩人一起吸氣預備。吐氣的時候，媽媽身體後傾，順勢把孩子的腳往後拉，孩子的上半身隨之往後擴展開來。兩人一起保持深長而緩慢的呼吸，停留5-10次呼吸。媽媽可以幫忙下呼吸的指令，兩人儘可能同步呼吸。

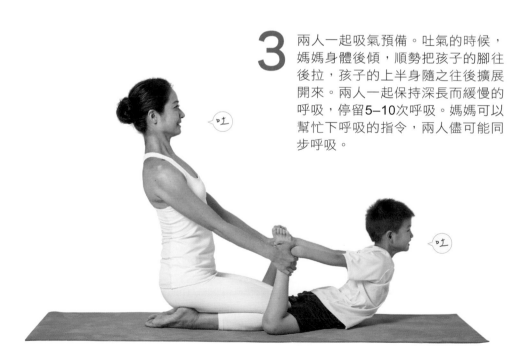

**動作功效**

① 這個動作可以幫忙孩子擴展胸口的緊繃感，疏通胸口致手臂內側的心經、肺經、心包經，不但能使呼吸順暢，也能讓心情愉快，同時能有效鍛鍊脊椎度，改善駝背的問題。

② 擴胸的同時，手臂也一起往後被拉長，增進肩關節的柔軟度。

---

**注意事項**

★ 孩子一定要儘量放鬆，把力量全然交給媽媽。另一方面，手掌必須抓緊腳，但因為孩子年紀小，手掌無法抓穩腳踝，因此媽媽可以幫忙抓住孩子的手，增加穩定度。

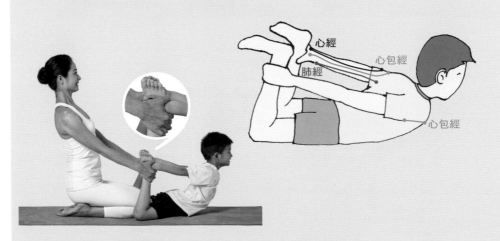

★ 媽媽幫孩子拉腳擴胸的動作，一定要又輕又慢，用心感受孩子的柔軟度，可以伸展的哪一個位置，遵循孩子的可動範圍來輔助伸展。同時，要持續提醒孩子，保持深長、緩慢的呼吸，不可憋氣或呼吸急促。

# 劈腿拔河

**動作前的引導**

① **家長：**有做過劈腿的動作嗎？可以怎麼做？

**孩子：**可以前後劈腿，也可以左右向外側劈腿。

② **家長：**媽媽要和你一起劈腿，然後玩拔河的遊戲。

**動作要領**

動作的過程中，必須注意保持抬頭挺胸，不必為了往前趴而駝背，身體直挺挺的往前傾斜即可，只要感覺到腿內側的肌肉痠痠、麻麻的，就能獲得良好的伸展效果。

**動作步驟**

**1** 媽媽先將雙腳張開，做劈腿的動作。孩子模仿媽媽，張開雙腳。媽媽的腳掌碰觸到孩子小腿肚的位置。

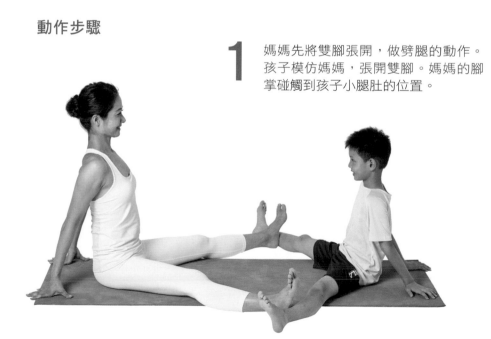

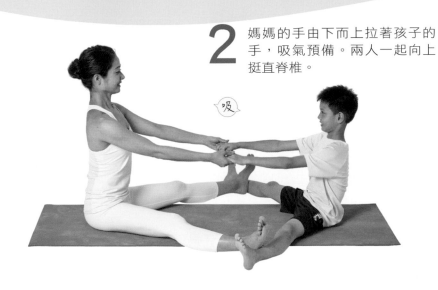

**2** 媽媽的手由下而上拉著孩子的手，吸氣預備。兩人一起向上挺直脊椎。

吸

**3** 吐氣的時候，媽媽慢慢向後傾斜身體。此時，孩子的身體隨著微微向前傾斜。在這裡停留5–10次深長而緩慢的呼吸。

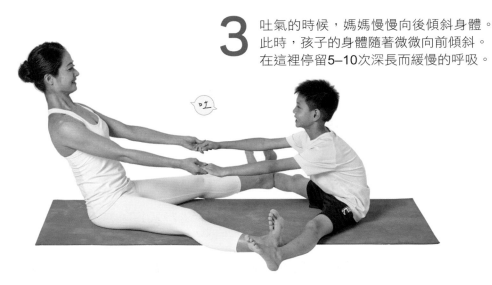

吐

**4** 兩人角色互換。這次，換孩子的手由下而上拉著媽媽的手，吸氣預備。

**5** 吐氣的時候，孩子身體向後傾斜，媽媽身體隨之向前傾斜，同樣停留5–10次呼吸。來回做3–5回。

## 動作功效

① 劈腿動作主要能伸展放鬆腿內側,及後側的肌群,增加腿部和髖關節的柔軟度,減少疲勞,保持良好的肌肉彈性。練習一段時間後,腿可以再逐漸分得更開一些,增加伸展的幅度。

② 身體的脾、肝、腎三條經絡皆流經腿內側,練習劈腿動作,能疏通這幾條經絡,對身體保健有很大的幫助!

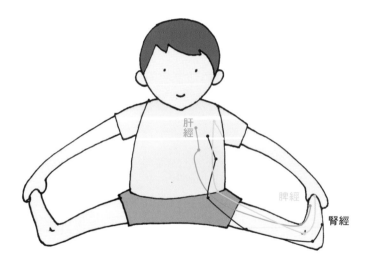

## 注意事項

★ 雙腿可以張開的角度因人而異,應循序漸進的依自己的柔軟度,慢慢增加,不必勉強或比較。

★ 兩個人在拔河的過程中必須又輕又慢,去感覺對方是否能再繼續往前,如果已經很緊了就停留在原處即可,千萬不可用力拉扯。透過一次次平順而緩慢的呼吸,身體愈來愈放鬆,能前傾的範圍也就會增加,此時再循序漸進的增加伸展的幅度。

# 後記

　　開始著手撰寫這本書已是五年前的事，當時大寶一年級、小寶小班，正是教養幼兒最忙亂的階段，每天像是搭雲霄飛車般，在喜怒哀樂的混亂中學習如何當媽。然而，種種離奇的因素，使得五年後的今日，此書才正式與讀者見面。五年當中，我將書中所設計出的活動運用在小學課室中，並邀請家長和我一起實施，在親師生合作下，獲得許許多多意想不到的甜美成果。

　　我發現，孩子是一則則耐人尋味的故事，每個行為背後都有它不為人知的心理歷程，作為父母或老師，若能細細觀察、用心體會，很多問題都能在很短的時間內迎刃而解。與其費盡心力管教約束，不如找到根源、解決問題。

　　凱凱和小彤是兩位令我印象深刻的學生，他們的媽媽分別為了不同的教養問題而困擾不已，已經到了影響身心健康和家庭和睦的地步，在我與他們分享我的理念後，很感恩他們都願意全力配合，來進行孩子的「行為改造工程」，事實上，剛開始我們都沒有想到，會以這麼短的時間收立竿見影之效。

## ——看見孩子的天賦，用亮點照亮盲點

　　發現凱凱的特殊狀況後，私訊約凱凱媽媽到校見面談談，凱凱媽媽第一時間的反應便是「是不是又闖禍了！」焦急的情緒，用驚慌失措來形容一點也不為過。

　　原來，凱凱從幼兒園起就被老師認為是過動兒，可能需要用藥，凱凱媽媽說：「每個老師都說凱凱需要吃藥，我已經打定主意，如果您（三年級導師）也說要吃藥，那我就帶他去吃藥。」說著說著凱凱媽媽不禁潸然淚下。

　　凱凱經常出手捉弄或攻擊同學，時常被其他同學告狀，使得凱凱變得極度沒有自信，自我認同感低落的情況下，不但沒有因為各種訓斥和管教而有所改善，反而變本加厲，與同儕的衝突層出不窮。凱凱媽媽也因此經常需要到校向師長及家長道歉。有一次被凱凱弄傷的同學家長還氣焰高昂的辱罵凱凱媽媽，使得凱凱媽媽感覺自己都快抬不起頭來了！

　　深談後，我建議凱凱媽媽帶著凱凱天天練習靜心和感恩，並借了幾本關於同理心的繪本給凱凱媽媽，讓凱凱媽媽多陪伴凱凱閱讀。同時，在學校，我發

現凱凱在繪畫上的天賦，多次公開讚揚他能專注用心的畫出這麼棒的作品，真是太厲害了！就這樣，親師合作，一步步重新建構凱凱對自我的認同感和價值感，很快的，凱凱再也不需要用搗蛋的方式來引人注意。因為他有好多優點值得被看見。現在的凱凱不但不會口出惡言、出手傷人，反而主動幫助弱小，天天開心、自信的學習成長。

**當我們能靜下心來看見孩子的亮點，就能用亮點照亮盲點。每個孩子都是等待發光發熱的鑽石，讓我們好好擦亮他。**

### ──每天一點點的靜心陪伴，看見大大的轉變

猶記得在桌球教室外，小彤媽媽憂心忡忡的身影，充滿關愛又夾雜著許多擔憂的眼神，至今仍令我印象深刻。

深談後了解到小彤因為課業學習上的特殊狀況，讓小彤媽媽陷入徬徨無助的情緒中，每每在暴怒責罵孩子後，自責又後悔。這樣的惡性循環已經從低年級起持續超過一年，小彤只要觸及課業就顯得毫無自信，臉上黯淡無光。自我認同感低落之下，不喜歡學習、不易專注的情況愈發明顯，也因此影響人際關係。

於是我鼓勵小彤媽媽帶著小彤一起靜心、一起閱讀、彼此感恩，每日只要持續和孩子一起透過這些技巧，享受親子時光，課業的事就交給老師。

半年後，小彤已然找回原本燦爛自信的笑容，不但專注力提升、學習成就進步，更展現樂觀開朗、善於溝通協調的特質，樂於助人又伶俐能幹的小彤，在學校是同學和老師的超級好幫手，在家中也懂得體貼父母的辛勞，最近還獲選為班級孝親楷模呢！

**孩子是上天送給我們最彌足珍貴的禮物，如果我們總是急於去除禮物上面的一點瑕疵，錯過的將是無限遼闊的風景。**

**帶著正念做父母，讓我們重新將注意力帶回到孩子最初也最真實的美好！**

國家圖書館出版品預行編目資料

親子正念瑜伽：正念媽媽的靜心練習與親子瑜伽書/蔡
祐慈著.-- 初版.-- 臺中市：晨星出版有限公司, 2021.06
　　面；　公分.--（健康與運動；35）

ISBN　978-986-5582-85-2（平裝）

1.瑜伽

411.7　　　　　　　　　　　　　　　　110007598

健康與運動 35

# 親子正念瑜伽
## 正念媽媽的靜心練習與親子瑜伽書

可掃描QRC
至線上填回函！

| | |
|---|---|
| 作者 | 蔡祐慈 |
| 主編 | 莊雅琦 |
| 特約編輯 | 洪絹 |
| 文字校對 | 曾明鈺、洪絹、蔡祐慈 |
| 美術排版 | 曾麗香 |
| 封面設計 | 賴維明 |

創辦人　陳銘民
發行所　晨星出版有限公司
　　　　台中市西屯區工業30路1號1樓
　　　　TEL：(04)2359-5820　　FAX：(04)2355-0581
　　　　行政院新聞局局版台業字第2500號
法律顧問　陳思成律師
初版　西元2021年06月06日

總經銷　知己圖書股份有限公司
　　　　106台北市大安區辛亥路一段30號9樓
　　　　TEL：02-23672044／02-23672047 FAX：02-23635741
　　　　407台中市西屯區工業30路1號1樓
　　　　TEL：04-23595819FAX：04-23595493
　　　　E-mail：service@morningstar.com.tw
　　　　網路書店 http://www.morningstar.com. tw
訂購專線　02-23672044
郵政劃撥　15060393（知己圖書股份有限公司）
印刷　上好印刷股份有限公司

定價 399 元
ISBN 978-986-5582-85-2